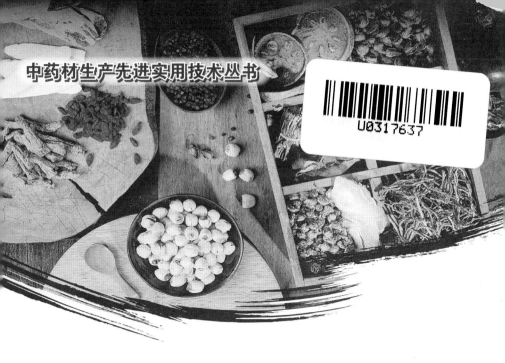

中药材生产先进实用技术丛书

U0317637

中药材农药使用技术

◎乔海莉 徐荣 陈君 主编

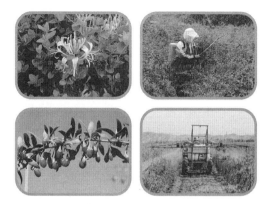

中国农业科学技术出版社

图书在版编目（CIP）数据

中药材农药使用技术 / 乔海莉，徐荣等主编 .
—北京：中国农业科学技术出版社，2018.8
ISBN 978-7-5116-3384-2

Ⅰ . ①中… Ⅱ . ①乔… ②徐… Ⅲ . ①中药材－农药施用－基本知识
Ⅳ . ① R282

中国版本图书馆 CIP 数据核字（2017）第 287688 号

| 责任编辑 | 于建慧 |
| 责任校对 | 贾海霞 |

出 版 者	中国农业科学技术出版社
	北京市中关村南大街 12 号　邮编：100081
电　　话	（010）82109708（编辑室）（010）82109702（发行部）
	（010）82109709（读者服务部）
传　　真	（010）82106629
网　　址	http：//www.castp.cn
经 销 者	各地新华书店
印 刷 者	北京富泰印刷有限责任公司
开　　本	880mm×1 230mm　1 /32
印　　张	4.75
字　　数	123 千字
版　　次	2018 年 8 月第 1 版　2018 年 8 月第 1 次印刷
定　　价	25.00 元

《中药材农药使用技术》
编委会

主　编　乔海莉　徐　荣　陈　君

副主编　徐常青　刘　赛　郭　昆

本书出版得到以下资助

① 国家中医药管理局：中医药行业科研专项

　　——30 项中药材生产实用技术规范化及其适用性研究（201407005）

② 工业和信息化部消费品工业司：2017 年工业转型升级

（中国制造 2025）资金（部门预算）

　　——中药材技术保障公共服务能力建设（招标编号 0714-EMTC-02-00195）

③ 农业部：现代农业产业技术体系建设专项资金资助

　　——遗传改良研究室——育种技术与方法（CARS-21）

④ 中国医学科学院：中国医学科学院重大协同创新项目

　　——药用植物资源库（2016-I2M-2-003）

⑤ 中国医学科学院：中国医学科学院医学与健康科技创新工程项目

　　——药用植物病虫害绿色防控技术研究创新团队（2016-I2M-3-017）

⑥ 工业和信息化部消费品工业司：中药材生产扶持项目

　　——中药材规范化生产技术服务平台（2011-340）

序 言

　　中药农业是中药产业链的基础。通过国家"十五""十一五"对中药农业的大力扶持，中药农业在规范化基地建设、中药材新品种选育、中药材主要病虫害防治、濒危药材繁育等方面取得了长足进步，科学技术水平有了显著提高。但因中药材种类众多，受发展时间短、投入的人力物力有限影响，我国中药农业的整体发展水平至少落后我国大农业20~30年，远不能满足中药现代化、产业化的需要。

　　我国栽培或养殖的中药材近300种，种类多、特性复杂，科技投入有限，中药材生产技术研究和应用却一直处于两极分化状态。一方面，科研院所和大专院校的大量研究成果没有转化应用；另一方面，药农在生产实践中摸索了很多经验，但没有去伪存真，理论化和系统化不足，造成好的经验无法有效传播。同时，盲目追求产量造成化肥、农药、植物生长调节剂等大量滥用。针对这种情况，需要引进和借鉴农业和生物领域的适用技术，整合各地中药材生产经验、传统技术和现代研究进展，集成中药材生产实用技术，通过对其规范，研究其适用范围，是最大限度利用现有资源迅速提高中药材生产技术水平的一条捷径。

　　在国家中医药管理中医药行业科研专项"30项中药材生产实用技术规范化及其适用性研究"（201407005）、中国医学科学院医学与健康科技创新工程重大协同创新项目"药用植物资源库"（2016-I2M-2-003）、农业部国家中药材现代农业产业技术体系"遗传改良研究室—育种技术与方法"（CARS-21）、工业和信息化部消费品工业司 2017 年工业转型升级（中国制造 2025）资金（部门预算）：中药材技术保障公共服务能力建设（招标编号 0714-EMTC-02-00195）、中国医学科学院医学与健康科技创新工程项目，药用植物病虫害绿色防控技术研究创新团队（2016-I2M-3-017）、工业和信息化部消费品工业司中药材生产扶持项目，中药材规范化生产技术服务平台（2011-340）等课题的支持下，以中国医学科学院药用植物研究所为首的科研院所，与中国医学科学院药用植物研究所海南分所、重庆市中药研究院、南京农业大学、中国中药有限公司、南京中医药大学、中国中医科学院中药研究所、浙江省中药研究所有限公司、河南师范大学等单位共同协作。并得到了国内从事中药农业和中药资源研究的科研院所、大专院校众多专家学者的帮助。立足于中药农业需要，整理集成与研究中药材生产实用技术，首期完成了中药材生产实用技术系列丛书 9 个分册：《中药材选育新品种汇编（2003—2016）》《中药材生产肥料施用技术》《中药材农药使用技术》《枸杞病虫害防治技术》《桔梗种植现代适用技术》《人参病虫害绿色防控技术》《中药材南繁技术》《中药材种子萌发处理技术》《常用中药材种子图鉴》。通过出版该丛书，以期达到中药材先进适用技术的广泛传播，为中药材生产一线提供服务。

感谢国家中医药管理局、工业和信息化部、农业部等国家部门及中国医学科学院的资助！

衷心感谢各相关单位的共同协作和帮助！

前　言

　　农药，是指用于预防、控制危害农业、林业的病、虫、草、鼠和其他有害生物以及有目的地调节植物、昆虫生长的化学合成或者来源于生物、其他天然物质的一种物质或者几种物质的混合物及其制剂。包括：预防、控制危害农业、林业的病、虫（包括昆虫、蜱、螨）、草、鼠、软体动物和其他有害生物；预防、控制仓储以及加工场所的病、虫、鼠和其他有害生物；调节植物、昆虫生长；农业、林业产品防腐或者保鲜；预防、控制蚊、蝇、蜚蠊、鼠和其他有害生物；预防、控制危害河流堤坝、铁路、码头、机场、建筑物和其他场所的有害生物。农药的使用在减少病虫草害的危害，提高农产品产量、质量方面了发挥重要作用。然而，农药又是有毒物品，使用不当，可造成人、畜中毒、作物药害及环境污染等问题。

　　随着我国中医药产业的发展，中药材野生变家栽的种类及面积不断增加，病虫害种类也在不断增加，且危害呈逐年加重之势。目前，我国中药材病虫害仍以化学防治为主，由于常用农药品种混乱，使用技术落后，加上病虫害种类多、栽培分散、缺乏指导，存在农药使用不当及农药残留超标等问题。如何依法依归科学使用农药，充分发挥农药在中药材生产中的作用，尽可能地减少或完全控制其不利影响，是当前中药材生产中迫切需要解决的科学问题。

　　本书介绍了国家明令禁止使用或限制使用的农药、中药材生产禁止使用的农药、在中药材上登记的农药以及中华人民共和国农业部相关各项公告等（截至 2017 年 12 月）。本书内容具有实用性和可操作性，适合相关科研单位、中药材种植企业、药材生产技术人员和药材种植农户阅读。

　　本书获得中国医学科学院医学与健康科技创新工程项目：药用植物病虫害绿色防控技术研究创新团队（2016–I2M–3–017）、国家中医药管理中医药行业科研专项：30 项中药材生产实用技术 规范化及其适用性研究（201407005）、工业和信息化部消费品工业司中药材生产扶持项目：中药材规范化生产技术服务平台（2011–340）经费资助。本书中引用较多书刊杂志的相关内容，值此一并致以深切谢意！

　　由于编者的研究水平和时间所限，本书难免存在缺点和疏漏之处，恳请读者批评指正。

编者

2017 年 7 月

目 录

第一章　农药基础知识

现代农药的定义：是指用于预防、控制危害农业、林业的病、虫、草、鼠和其他有害生物以及有目的地调节植物、昆虫生长发育的化学合成物质或来源于生物、其他天然物质的一种或几种物质的混合物及其制剂——《中华人民共和国农药管理条例》。

一、农药的分类方法和主要种类

（一）按来源和成分分类

1.矿物源农药

来源于天然矿物原料和石油的无机化合物农药。包括石灰、硫磺、硫酸铜、磷化铝、波尔多液、石硫合剂、矿物油杀虫剂（柴油乳剂、机油乳剂、石油乳剂等）。

2.生物源农药

利用生物资源开发的农药，其中的生物包括动物、植物、微生物。因此，生物源农药种类主要如下。

（1）植物源农药　烟碱、印楝素、藜芦碱、鱼藤酮等。

（2）微生物源农药　农用抗生素——井冈霉素、阿维菌素、伊维菌素、春雷霉素、多抗霉素、土霉素、链霉素。活体微生物农药——真菌（白僵菌、绿僵菌），细菌（苏云金杆菌、枯草芽孢杆菌），病毒（棉铃虫核型多角体病毒、颗粒体病毒、苜蓿银纹夜蛾核型多角体病毒）。

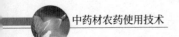

3.有机化学合成农药

有机化学合成农药是由人工研制合成，并由化学工业生产的一类农药，其中有些是以天然产品中的活性物质作为母体，进行模拟合成或结构改造合成效果更好的类似化合物——仿生合成农药。

特点是药效高、见效快、用量少、用途广，但污染环境，易使有害生物产生抗药性，对人畜不安全。目前使用最广，具有不可代替性。如：醚菌酯、嘧菌酯等。

（二）按防治对象分类

主要包括杀虫剂、杀螨剂、杀鼠剂、杀软体动物剂、杀菌剂、杀线虫剂、除草剂、植物生长调节剂等。

（1）杀虫剂　对有害昆虫机体有毒或通过其他途径可控制其种群形成或减轻、消除为害的药剂，如吡虫啉、高效氯氰菊酯等。

（2）杀螨剂　防除植食性有害螨类的药剂，包括哒螨灵、螺螨酯等。

（3）杀菌剂　对病原菌能起毒害、杀死、抑制或中和其有毒代谢物的药剂，如嘧菌酯、异菌脲等。

（4）杀线虫剂　防治农作物线虫病害的药剂，如阿维菌素。

（5）除草剂　防除、消灭、控制杂草的药剂。

（6）杀鼠剂　毒杀各种有害鼠类的药剂，如磷化锌、立克命、灭鼠优等。

（7）植物生长调节剂　调节生长发育、控制生长速度、植株高矮、成熟早晚、开花、结果数量及促进作物呼吸代谢而增加产量的化学药剂，包括矮壮素、乙烯利等。

（三）按作用方式分类

1.杀虫剂作用方式

内吸、拒食、驱避、引诱、触杀、胃毒、熏蒸等。

（1）内吸剂 通过植物叶、茎、根或种子被吸收进入植物体内或萌发的苗内，并且能在植物体内传导、存留，或经过植物代谢作用而产生高活性的代谢物，使害虫取食后中毒死亡的药剂。

（2）拒食剂 影响昆虫味觉器官，使其厌食或宁可饿死而不取食，最后因饥饿、失水而逐渐死亡或因摄取不够营养而不能正常发育的药剂。

（3）驱避剂 依靠其物理、化学作用（如颜色、气味等）使害虫不愿接近或发生转移、潜逃等现象，从而达到保护寄主（植物）目的的药剂。

（4）引诱剂 依靠其物理、化学作用（如光、颜色、气味、微波信号等）可将害虫诱聚而利于歼灭的药剂。

2. 杀菌剂作用方式

保护、治疗、铲除等。

（1）保护剂 在病害流行前（即在病菌没有接触到寄主或在病菌侵入寄主前）施用于植物体可能受害的部位，以保护植物不受侵染的药剂，如波尔多液、百菌清等。

（2）治疗剂 在植物已经感病以后（既病菌已经侵入植物体或植物已出现轻度的病症、病状）施药，可渗入到植物组织内部，杀死萌发的病原孢子、病原体或中和病原的有毒代谢物以消除病症与病状的药剂甲霜灵等。

（3）铲除剂 对病原菌有直接强烈杀伤作用的药剂。一般只用于植物休眠期或只用于种苗处理。如高浓度石硫合剂等。

3. 除草剂作用方式

触杀、内吸等。

（1）触杀性 不能在植物体内传导移动，只能杀死所接触到的植物组织的药剂。

（2）内吸性（输导型） 施用后通过内吸作用传至杂草的敏感部位或整个植株，使之中毒死亡的药剂。

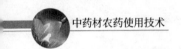

二、农药的药效与毒力

1. 农药的毒力

毒力是指药剂本身对不同生物发生直接作用的性质的程度。一般是在相对严格控制的条件下，用精密测试方法，及采取标准化饲养的试虫或菌种及杂草而给与药剂的一个量度，作为评价或比较标准。

2. 农药的药效（CONTROL EFFECT）

某种制剂在田间条件下对害虫的杀灭作用，是药剂本身和多种因素综合作用的结果。药效多是在田间条件下或接近田间条件下紧密结合生产实际进行的试验。

影响药效的主要因子包括有关药剂本身的因子、与防治对象有关的因子及与环境有关的因子，药效是三者相互联系和综合作用的结果。药剂本身的影响主要包括药剂的理化性质（溶解性、稳定性、挥发性）、药剂的加工剂型（分散性、细度、乳油/可湿粉）、药剂的施用方法（喷雾法，毒土法等），此外，防治对象的发育阶段、生活习性以及周围环境中的温度、湿度、降雨、光照、风、土壤质地等因素也会影响药剂的药效，只有综合考虑才能取得较好的效果。

三、农药的毒性与标识

毒性的定义是一种物质以接触、食入、吸入动物体引起危害的性质及可能性。毒性是对人、哺乳动物来讲，毒力是对有害生物体来讲。毒性越小越好，毒力越大越好。中毒途径主要是呼吸道、皮肤、消化道等。

1. 农药的毒性分级

（1）急性毒性　农药经口服、皮肤接触或呼吸道进入实验动物体内，在短期内表现的中毒症状。其毒性大小用致死中量 LD_{50} 表示。

（2）亚急性毒性 以微量农药长期饲喂动物，至少经 3 个月以上，观察和鉴定农药对动物引起的各种形态、行为、生理、生化的变异。

（3）慢性毒性 一般用微量农药长期饲喂实验动物，至少 6 个月以上，甚至观察 2~4 个世代的存活个体，对药剂有无致癌、致畸、致突变作用做出判断。

2. 毒性标识

毒性一般分为剧毒、高毒、中等毒、低毒、微毒五个级别，分别用 "◈" 标识和 "剧毒" 字样、"◈" 标识和 "高毒" 字样、"◈" 标识和 "中等毒" 字样、"低毒" 标识、"微毒" 字样标注。标识应为黑色，描述文字应为红色。

由剧毒、高毒农药原药加工的制剂产品，其毒性级别与原药的最高毒性级别不一致时，应当同时以括号标明其所使用的原药的最高毒性级别。

3. 农药急性中毒与解毒

急性表现症状：头昏、恶心、呕吐、抽搐、痉挛、呼吸困难、大小便失禁等。

有机磷中毒，要肌注阿托品和解磷啶。氨基甲酸酯类、有机氮类、拟除虫菊酯类农药中毒可使用阿托品治疗，而不能使用解磷啶。阿维菌素中毒，注射麻黄素、口服吐根糖浆。目前，生产中实际使用较多的是复配杀虫剂，在临床上尚缺乏有效的治疗经验，须加强防护措施，避免中毒发生。

四、农药的剂型分类与使用标签

剂型是原药经过加工、加入适当的填充剂和辅助剂，制成含有一定成分、一定规格的制剂。未经过加工的农药一般称为原药。

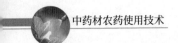

1. 农药剂型

（1）常规农药剂型包括 可湿性粉剂（WP）、粉剂（DP）、乳油（EC）、颗粒剂（GR）、悬浮剂（SC）、可溶性粉剂（SP）、烟剂（FU）、水剂（AS）、熏蒸剂（VP）、气雾剂（AE）。

（2）农药新剂型 水乳剂（EW）、微囊悬浮剂（CS）、微乳剂（ME）、水悬浮剂（SC）、悬乳剂（SE）、水分散粒剂、干悬浮剂（DF）、可溶性粒剂（SG）等。

2. 农药品种名称

农药品种名称一般包含有效成分百分含量、农药品种名称和剂型名称。如25％丙环唑乳油、50％多菌灵可湿性粉剂。

3. 农药的标签

农药类别与颜色标志：杀虫和杀螨剂（红色）、杀菌和杀线虫剂（黑色）、杀鼠剂（蓝色）、除草剂（绿色）、植物生长调节剂（黄色）。

五、农药对药用植物的影响

主要包括3方面：保护作用、刺激作用（对药用植物有效成分积累的影响）、损害作用（药害）。药害是农药由于施用或使用不当或其他因素，对植物产生不良影响的现象。

产生药害的因素

（1）药剂本身 各种农药的化学组成不同，对植物的安全程度有时差别很大。一般来说无机药剂较容易产生药害，有机合成药剂比无机药剂要安全，使用量、药剂量等也有很大差别。

（2）植物方面 同植物的种类、发育阶段、生理状态而不同。不同种类植物对药剂的敏感性不同，主要是由于其组织形态和生理的差别所致，如叶面腊层厚薄、茸毛多少以及气孔多少、开闭程度分类等，都与是否容易产生药害有关。

（3）环境条件的影响 主要是施药当时和以后一段时间的温

度、湿度、光照、风和露水等因素。一般情况下高温较易产生药害，高湿有时（如喷粉法施药时）也易导致作物产生药害。

六、药害的分类和症状

1.急性药害

在施药后几小时至几天内即可显现。症状如下。

（1）发芽率　种子或土壤处理后下降。

（2）根系　短粗肥大、缺少根毛、表皮变厚发脆、不向土层深处延伸等发育不良的现象。

（3）茎部　扭曲、变粗、变脆、表皮破裂，出现疤结等。

（4）叶　叶斑、穿孔、焦灼、失绿、畸形、厚叶、落叶等。

（5）花　落花或授粉不良。

（6）果实　果斑、锈果、畸形、落果。

（7）农艺形状　有异常气味、风味、色泽等受到影响。

2.慢性药害

施药较长时间或多次施药后才在植物上表现出异常现象，一旦发生，很难挽救。症状如下。

（1）植株矮化、叶片、果实畸形、根部肥大粗短等。

（2）生长缓慢、生长期延迟。

（3）为叶片增厚、硬化发脆，容易穿孔破裂。

（4）农艺性状恶化，不良气味、品质降低。

3.其他药害类型

（1）残留药害　农药使用后残留在土壤中的有机成分或其分解产物对生长植物引起的药害。

（2）二次药害　农药使用后对当茬作物不产生药害，而残留在植株体内的药剂可转化成对植物有毒的化合物，当秸秆还田或用植物作为绿肥或沤制有机肥而使用于农田，使后茬作物发生药害。

第二章　国家明令禁止使用或限制使用的农药

一、国家明令禁止使用或限制使用的农药

为确保农产品质量安全、人畜安全和环境安全，经国务院批准，农业部陆续公布了一批国家明令禁止使用或限制使用的农药。现总结如下：

1. 国家明令禁止使用的农药

表1　国家已公告的禁止使用的农药名单

编号	农药名称	备注	编号	农药名称	备注
1	六六六		12	铅类	
2	滴滴涕		13	敌枯双	
3	毒杀芬		14	氟乙酰胺	
4	二溴氯丙烷		15	甘氟	农业部第199号公告
5	杀虫脒		16	毒鼠强	
6	二溴乙烷	农业部第199号公告	17	氟乙酸钠	
7	除草醚		18	毒鼠硅	
8	艾氏剂		19	甲胺磷	
9	狄氏剂		20	甲基对硫磷	农业部第274号和322号公告
10	汞制剂		21	对硫磷	
11	砷		22	久效磷	

（续表）

编号	农药名称	备注	编号	农药名称	备注
23	磷胺	农业部第274号和322号公告	32	治螟磷	农业部第1586号公告
24	苯线磷	农业部第1586号公告	33	特丁硫磷	农业部第1586号公告
25	地虫硫磷	农业部第1586号公告	34	氯磺隆	农业部第2032号公告
26	甲基硫环磷	农业部第1586号公告	35	福美胂	农业部第2032号公告
27	磷化钙	农业部第1586号公告	36	福美甲胂	农业部第2032号公告
28	磷化镁	农业部第1586号公告	37	胺苯磺隆	农业部第2032号公告
29	磷化锌	农业部第1586号公告	38	甲磺隆	农业部第2032号公告
30	磷化镉	农业部第1586号公告	39	百草枯水剂	农业部第1745号公告
31	蝇毒磷	农业部第1586号公告			

注：表1依据见中华人民共和国农业部公告274号、199号、1586号、2032号、322号、1745号

2. 限制使用的农药

表2　国家公告禁止在中药材及其他作物上使用的农药名单

编号	农药名称	禁止作物	备注
1	甲拌磷	蔬菜、果树、茶叶、中草药材	农业部第199号公告
2	甲基异柳磷	蔬菜、果树、茶叶、中草药材	农业部第199号公告
3	内吸磷	蔬菜、果树、茶叶、中草药材	农业部第199号公告
4	克百威	蔬菜、果树、茶叶、中草药材	农业部第199号公告
5	涕灭威	蔬菜、果树、茶叶、中草药材	农业部第199号公告
6	灭线磷	蔬菜、果树、茶叶、中草药材	农业部第199号公告
7	硫环磷	蔬菜、果树、茶叶、中草药材	农业部第199号公告
8	氯唑啉	蔬菜、果树、茶叶、中草药材	农业部第199号公告
9	三氯杀螨醇	茶树	农业部第199号公告
10	氰戊菊酯	茶树	农业部第199号公告

（续表）

编号	农药名称	禁止作物	备注
11	丁酰肼	花生	农业部第 274 号公告
12	氧乐果	甘蓝、柑橘树	农业部第 194、1586 号公告
13	水胺硫磷	柑橘树	农业部第 1586 号、2289 号公告
14	杀扑磷		
15	灭多威	柑橘、苹果、茶树、十字花科蔬菜	
16	硫丹	苹果树、茶树	
17	溴甲烷	仅限土壤熏蒸	农业部第 2032 号、2289 号公告
18	氯化苦		
19	毒死蜱	蔬菜	
20	三唑磷		
21	氟虫腈	除卫生用和部分种子包衣剂外，禁用	农业部第 1157 号公告

注：截止日期 2017 年 12 月，2018 年之后逐步限用的农药见附录 17-19

二、中药材生产禁止使用的农药

根据国家的相关规定，禁止使用的农药，在各药材基地和种植户不得在药材上使用。另外在农药选用使用过程中请根据农药标签及国家规定注意以下几点。

①应按照国家农药产品登记的防治对象选用农药（每种农药的标签上有注明），不得超出农药登记批准的使用范围选用。

②在其他作物上限制使用的农药品种，在中药材生产上要谨慎使用，建议不使用。

③按照《中华人民共和国食品安全法》（主席令第 21 号），第四章食品生产经营中第四十九条规定，食用农产品生产者应当按照食品安全标准和国家有关规定使用农药、肥料、兽药、饲料和饲料

添加剂等农业投入品，严格执行农业投入品使用安全间隔期或者休药期的规定，不得使用国家明令禁止的农业投入品。禁止将剧毒、高毒农药用于蔬菜、瓜果、茶叶和中草药材等国家规定的农作物。自 2015 年 10 月 1 日起施行。

　　④ 按照《中华人民共和国中医药法》（主席令第 59 号），第三章中药保护与发展中第二十二条规定，国家鼓励发展中药材规范化种植养殖，严格管理农药、肥料等农业投入品的使用，禁止在中药材种植过程中使用剧毒、高毒农药，支持中药材良种繁育，提高中药材质量。自 2017 年 7 月 1 日起施行。

第三章　中药材上登记的农药

一、中药材登记农药名单

中药材生产上不能用或要少用各种农药。目前登记于中药材（如人参、三七、枸杞、杭白菊、元胡、白术、铁皮石斛）上的农药品种较少，仅有噁霉灵、代森锰锌、苯醚甲环唑、嘧菌酯、枯草芽胞杆菌、多抗霉素、赤霉酸等三十几种（见表3）。

表3　中药材上登记的农药名单（截至 2017 年 12 月）

登记药材	防治对象	登记名称	浓度及剂型	用药量	施用方法
人参	根腐病	噁霉灵	70% 可溶粉剂	$2.8\sim5.6\text{g/m}^2$	土壤浇灌
人参	黑斑病	代森锰锌	80% 可湿性粉剂	$1\,800\sim3\,000\text{g/hm}^2$	喷雾
人参		嘧菌酯	250 克/升悬浮剂	$150\sim225\text{g/hm}^2$	喷雾
人参		丙环唑	25% 乳油	$93.75\sim131.25\text{g/hm}^2$	喷雾
人参		异菌脲	50% 可湿性粉剂	$975\sim1\,275\text{g/hm}^2$	喷雾
人参		醚菌酯	30% 可湿性粉剂	$180\sim270\text{g/hm}^2$	喷雾
人参	根腐病、立枯病	枯草芽胞杆菌	10 亿活芽胞/g 可湿性粉剂	$2\sim3\text{g}$ 制剂 $/\text{m}^2$	浇灌

（续表）

登记药材	防治对象	登记名称	浓度及剂型	用药量	施用方法
人参	黑斑病	苯醚甲环唑	10% 水分散粒剂	$105 \sim 150g/hm^2$	喷雾
人参		王铜	30% 悬浮剂	$900 \sim 1\,800$ 倍液	喷雾
人参		多抗霉素	1.5%，3% 可湿性粉剂	$100 \sim 200$ 单位液	喷雾
人参	灰霉病	嘧菌环胺	50% 水分散粒剂	$300 \sim 450g/hm^2$	喷雾
人参		乙霉·多菌灵	50% 可湿性粉剂	$750 \sim 975g/hm^2$	喷雾
人参	金针虫	噻虫嗪	70% 种子处理可分散粉剂	$70 \sim 98g/100kg$ 种子	种子包衣
人参	立枯病	咯菌腈	25 克/升悬浮种衣剂	$5 \sim 10g/100kg$ 种子	种子包衣
人参	疫病	霜脲·锰锌	72% 可湿性粉剂	$1\,080 \sim 1\,836g/hm^2$	喷雾
人参	增加发芽率	赤霉酸	3%，85% 乳油结晶粉	$15 \sim 20mg/kg$	播前浸种
人参	锈腐病	多菌灵	50% 可湿性粉剂	$2.5 \sim 5g/m^2$	浇灌
人参	黑斑病、灰霉病	枯草芽孢杆菌	1 000 亿芽孢/g 可湿性粉剂	$900 \sim 1\,200g$ 制剂/hm^2	喷雾
人参	灰霉病	哈茨木霉	3 亿 CFU/g 可湿性粉剂	$100 \sim 140g$ 制剂/$667m^2$	喷雾
人参	金针虫、立枯病、锈腐病、疫病	噻虫嗪·咯菌腈·精甲霜灵	25% 悬浮种衣剂	$220 \sim 340g/100kg$ 种子	种子包衣
三七	根腐病	枯草芽胞杆菌	10 亿个/克可湿性粉剂	$2250 \sim 3\,000g$ 制剂/hm^2	喷雾
三七	黑斑病	苯醚甲环唑	10% 水分散粒剂	$30 \sim 45g$ 制剂/$667m^2$	喷雾

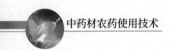

（续表）

登记药材	防治对象	登记名称	浓度及剂型	用药量	施用方法
人参	立枯病	哈茨木霉	3 亿 CFU/g 可湿性粉剂	5~6g 制剂 /m^2	浇灌
枸杞	白粉病	苯甲·醚菌酯	30% 悬浮剂	150~300mg/kg	喷雾
枸杞	锈蜘蛛	硫黄	45% 悬浮剂	1 125~2 250mg/kg，300 倍液	喷雾
枸杞	蚜虫	高效氯氰菊酯	4.50% 乳油	18~22.5mg/kg	喷雾
枸杞杭白菊	蚜虫	吡虫啉	5% 乳油	33.5~50g/hm^2	喷雾
			70% 水分散粒剂	42~63g/hm^2	喷雾
枸杞	蚜虫	苦参碱	1.50% 可溶液剂	3.75~5mg/kg	喷雾
枸杞	蚜虫	藜芦碱	0.5% 可溶液剂	6.25~8.33mg/kg	喷雾
枸杞	白粉病	蛇床子素	1% 微乳剂	22.5~27g/hm^2	喷雾
枸杞	白粉病	香芹酚	0.5% 水剂	5~6.25mg/kg	喷雾
枸杞	炭疽病	苯甲·咪鲜胺	20% 水乳剂	133.3~200mg/kg	喷雾
枸杞	瘿螨	哒螨·乙螨唑	40% 悬浮剂	66.67~80mg/kg	喷雾
杭白菊	叶枯病、根腐病	井冈霉素 A	8% 水剂	480~600g/hm^2	喷雾，喷淋或灌根
元胡	白毛球象	甲氨基阿维菌素苯甲酸盐	2% 乳油	9~15g/hm^2	喷雾
白术	小地老虎	二嗪磷	5% 颗粒剂	1 500~2 250g/hm^2	撒施
白术	白绢病	井冈·嘧苷素	6% 水剂	360~450g/hm^2	喷淋
白术	白绢病	井冈霉素	10%，20% 水溶粉剂	450~600g/hm^2	喷淋
铁皮石斛	软腐病	喹啉铜	33.5% 悬浮剂	335~670mg/kg	喷雾

（续表）

登记药材	防治对象	登记名称	浓度及剂型	用药量	施用方法
铁皮石斛	炭疽病	咪鲜胺	75%可湿性粉剂，25%乳油	500~750mg/kg，150~225g/hm²	喷雾
杭白菊	斜纹夜蛾	甲氨基阿维菌素苯甲酸盐	5%水分散粒剂	3~3.75g/hm²	喷雾
元胡	霜霉病	霜霉威盐酸盐	722g/L	1 083~1 299.6 g/hm²	喷雾

二、中药材登记农药介绍

1. 噁霉灵（登记药材：人参）

商品名称　绿亨一号、土菌消、土菌克、绿佳宝。

化学名称　3-羟基-5-甲基异噁唑。

分子式　$C_4H_5NO_2$

剂型　8%、15%、30%水剂，15%、70%、95%、96%、99%可湿性粉剂，20%乳油，70%种子处理干粉剂。

理化性质　无色结晶；熔点86~87℃；闪点（205±2）℃；25℃时蒸气压133.3×10⁻³Pa；25℃时在水中溶解度为85g/L；溶于大多数有机溶剂。在酸、碱溶液中均稳定，无腐蚀性。

防治对象　根腐病、立枯病、猝倒病、疫病、炭疽病、灰霉病等多种真菌性病害。

药物作用　内吸性杀菌剂、土壤消毒剂。

使用方法　用作种子消毒和土壤处理，与福美双混用，用70%可湿性粉剂400~700g，加50%福美双可湿性粉剂400~800g，混合后拌种。用作防治病害时，喷施70%可湿性粉剂3 000~3 300倍液，每平方米喷药液2~3kg。

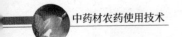

注意事项

① 使用时须遵守农药使用防护规则。用于拌种时，要严格掌握药剂用量，拌后随即晾干，不可闷种，防止出现药害。

② 宜无风晴朗天气喷施，喷后 4 小时遇雨不需补喷。

③ 如有误服，饮大量温水催吐，洗胃，并携带本标签立即就医。

（4）本品可与一般农药混用，并相互增效。

2. 代森锰锌（登记药材：人参）

商品名称 爱诺艾生。

化学名称 乙撑双二硫代氨基甲酰锰和锌的络盐。

分子式 $[C_4H_6MnN_2S_4] \times Zn_y$, $x : y = 1 : 0.091$

剂型 70% 和 80% 代森锰锌可湿性粉剂，80% 喷克、大生 M-45、新万生可湿性粉剂。

理化性质 代森锰与代森锌的络合物原药为灰黄色粉末，熔点 192~204℃（分解）。不溶于水及大多数有机溶剂，溶于强螯合剂溶液中。通常在干燥环境中稳定，加热、潮湿环境中缓慢分解，遇酸碱分解，可引起燃烧。

防治对象 霜霉病、炭疽病、褐斑病等。

药物作用 保护性杀菌剂，低毒农药。

使用方法 在发病初期用 700~1 000 倍 80% 代森锰锌可湿性粉剂加 600 倍天达 2116 壮苗灵，每 7~14 天一次，中间交替喷洒其他农药。

注意事项

① 贮藏时，应注意防止高温，并要保持干燥。

② 为提高防治效果，可与多种农药、化肥混合使用，但不能与碱性农药、化肥和含铜的溶液混用。

③ 药剂对皮肤、黏膜有刺激作用，使用时注意保护。

④ 不能与碱性或含铜药剂混用。对鱼有毒，不可污染水源。

3. 嘧菌酯（登记药材：人参）

商品名 阿米西达。

化学名称 （E）–[2–[6–（2–氰基苯氧基）嘧啶 –4– 基氧] 苯基]– 3– 甲氧基丙烯酸甲酯。

分子式 $C_{22}H_{17}N_3O_5$

剂型 25% 悬浮剂、50% 水分散粉剂、32.5% 嘧菌酯苯醚悬浮剂、20%~32% 嘧菌酯丙环唑悬浮剂、20%~50% 嘧菌酯戊唑醇悬浮剂；10%~50% 嘧菌酯烯酰吗啉悬浮剂 / 水分散粉剂。

理化性质 纯品为浅棕色结晶固体；微溶于己烷、正辛醇，溶于甲醇、甲苯、丙酮，易溶于乙酸乙酯、乙腈、二氯甲烷。

防治对象 所有的真菌性病害。

药物作用 杀菌剂、高效、广谱。

使用方法 可用于茎叶喷雾、种子处理，也可进行土壤处理，使用剂量为 25~50 mL / 亩。

注意事项

① 嘧菌酯不能与杀虫剂乳油，尤其是有机磷类乳油混用，也不能与有机硅类增效剂混用，会由于渗透性和展着性过强引起药害。

② 幼苗移栽 2 周内须谨慎使用，可能会产生药害。

③ 白粉病已对嘧菌酯产生了抗性，连续施用 2 次以上，效果明显下降。

4. 丙环唑（登记药材：人参）

商品名 福星。

化学名称 1–[2–（2,4– 二氯苯基）–4– 丙基 –1,3– 二氧戊环 –2– 甲基]–1 氢 –1,2,4 三唑。

分子式 $C_{15}H_{17}C_{12}N_3O_2$

剂型 25% 丙环唑乳油（EC）。

理化性质 原药为淡黄色黏稠液体，在水中溶解度为 110mg/L，易溶于有机溶剂。320℃以下稳定，对光较稳定，水解不明显。在

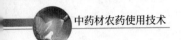

酸性、碱性介质中较稳定，不腐蚀金属。贮存稳定性 3 年。

防治对象 恶苗病、炭疽病、白粉病、叶斑病。

药物作用 杀菌剂，广谱、活性高、杀菌速度快、持效期长、内吸传导性强。

使用方法 用丙环唑（20% 乳油）1 000~1 500 倍液喷雾效果最好，间隔 21~28 天。根据病情的发展，可考虑连续喷施第 2 次。

注意事项

① 在农作物的花期、苗期、幼果期、嫩梢期，稀释倍数要求达到 3 000~4 000 倍液。

② 应避免药剂接触皮肤和眼睛，不要直接接触被药剂污染的衣物，不要吸入药剂气体和雾滴。喷雾时不要吃东西、喝水和吸烟。吃东西、喝水和吸烟前要洗手、洗脸。施药后应及时洗手和洗脸。

③ 喷药时应穿防护服，工作后要换洗衣服并洗澡。

④ 注意不要污染食物和饲料。

⑤ 施药后剩余的药液和空容器要妥善处理，可烧毁或深埋，不得留做它用。

⑥ 贮存温度不得超过 35℃。

⑦ 药剂要存放在儿童和家畜接触不到的地方。

⑧ 应贮存在通风、干燥的库房中，防止潮湿、日晒，不得与食物、种子、饲料混放，避免与皮肤、眼睛接触，防止由口鼻吸入。保质期从生产日期起两年内。

⑨ 孕妇及哺乳期妇女避免接触。

⑩ 禁止在河塘水域清洗施药用具，避免污染水源。

5. 异菌脲（登记药材：人参）

商品名 咪鲜胺、异菌脲、扑海因、桑迪恩。

化学名称 3-（3，5-氯苯基）-1-异丙基氨基甲酰基乙内酰脲。

分子式　$C_{13}H_{13}C_{12}N_3O_3$

剂型　50% 可湿性粉剂，50% 悬浮剂，25%、5% 油悬浮剂。

理化性质　白色结晶，无味；常温下贮存稳定；难溶于水，易溶于丙酮、二甲基甲酰胺等有机溶剂，遇碱分解，无吸湿性，无腐蚀性。

防治对象　早期落叶病、灰霉病、早疫病。

药物作用　杀菌剂，低毒，广谱，高效，触杀型。

使用方法　发病初期开始施药，施药间隔期，叶部病害 7~10 天，根茎部病害 10~15 天，每次每亩（1 亩 ≈ 667m² 。全书同）用 50% 异菌脲悬浮剂或可湿性粉剂 66~100mL（g），对水喷雾。

注意事项

① 不能与腐霉利（速克灵）、乙烯菌核利（农利灵）等作用方式相同的杀菌剂混用或轮用。

② 不能与强碱性或强酸性的药剂混用。

③ 为预防抗性菌株的产生，作物全生育期异菌脲的施用次数要控制在 3 次以内，在病害发生初期和高峰前使用，可获得最佳效果。

6. 苯醚甲环唑（登记药材：人参、三七）

商品名　思科、世高。

化学名称　顺，反 -3- 氯 -4-[4- 甲基 -2-1H-1,2,4- 三唑 -1- 基甲基）-1,3- 二哑戊烷 -2- 基] 苯基 4- 氯苯基醚（顺，反比例约为 45：55）

分子式　$C_{19}H_{17}C_{12}N_3O_3$

剂型　3% 悬浮种衣剂、10% 水分散粒剂、25% 乳油、30% 悬浮剂、37% 水分散粒剂、10% 可湿性粉剂。

理化性质　无色固体，溶解性（20℃）为水 3.3mg/L，易溶于有机溶剂。≤ 300℃稳定，在土壤中移动性小，缓慢降解。

防治对象　对子囊菌纲、担子菌纲和包括链格孢属、壳二孢

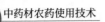

属、尾孢霉属、刺盘孢属、球痤菌属、茎点霉属、柱隔孢属、壳针孢属、黑星菌属在内的半知病，白粉菌科、锈菌目及某些种传病原菌有持久的保护和治疗作用。

药物作用　内吸性杀菌，广谱性杀菌剂。

使用方法　主要用作叶面处理剂和种子处理剂。其中 10% 苯醚甲环唑水分散颗粒剂主要用于茎叶处理，使用剂量为 30~125g/hm²；在发病初期用 10% 水分散颗粒剂 6 000~7 000 倍液，或每 100 L 水加制剂 14.3~16.6g（有效浓度 14.3~16.6mg/L）。发病严重时可提高浓度，建议用 3 000~5 000 倍液或每 100L 水加制剂 20~33g（有效浓度 20~33mg/L），间隔 7~14 天连续喷药 2~3 次。

注意事项

① 苯醚甲环唑不宜与铜制剂混用。

② 施药应选早晚气温低、无风时进行。晴天空气相对湿度低于 65%、气温高于 28℃、风速大于每秒 5m 时应停止施药。

③ 苯醚甲环唑虽有保护和治疗双重效果，但为了尽量减轻病害造成的损失，应充分发挥其保护作用，因此施药时间宜早不宜迟，在发病初期进行喷药效果最佳。

7. 醚菌酯（登记药材：人参）

商品名称　嘧菌酯。

化学名称　（E）–2– 甲氧亚氨基 –[2–（邻甲基苯氧基甲基）苯基] 乙酸甲酯；苯氧菌酯；苯氧菊酯；（E）–[2– 甲氧亚氨基 –[2–（邻甲基苯氧基甲基] 苯基）乙酸甲酯；醚菌酯 / 苯氧菊酯。

分子式　$C_{18}H_{19}NO_4$

剂型　干悬浮剂；30% 可湿性粉剂。

理化性质　原药为白色粉末结晶体，熔点 97.2~101.7℃，密度为 1.258kg/L（20℃），蒸气压 1.3×10^{-6}Pa（25℃），溶解度 2mg/L（20℃）。

防治对象　对半知菌、子囊菌、担子菌、卵菌纲等真菌引起的多种病害具有很好的活性。

药物作用　醚菌酯不仅具有广谱的杀菌活性，同时兼具良好的保护和治疗作用。与其他常用的杀菌剂无交互抗性，且比常规杀菌剂持效期长。具有高度的选择性，对作物、人畜及有益生物安全，对环境基本无污染。

使用方法　干悬浮剂，防治白粉病，亩用 13.4~20g，对水常规喷雾；30% 可湿性粉剂，防治白粉病，100~150g/ 亩，对水常规喷雾，隔 6 天再喷 1 次；防治黑星病，在发病初期喷 2 000~3 000 倍液，隔 7 天喷 1 次，连喷 3 次。

注意事项

① 本品不可与强碱、强酸性的农药等物质混合使用。

② 产品安全间隔为 4 天，作物每季度最多喷施 3~4 次。

③ 苗期注意减少用量，以免对新叶产生危害。

④ 使用本产品时应穿戴防护服、口罩、手套和护眼镜，施药期间不可进食和饮水，施药后应及时洗手和洗脸。

⑤ 孕妇及哺乳期妇女不宜接触。

⑥ 干燥、通风远离火源储存。

8. 王铜（登记药材：人参）

别名　碱式氯化铜、氧氯化铜。

分子式　$CuCl_2 \cdot 3Cu(OH)_2$

剂型　30% 氧氯化铜悬浮剂（30%SC）。

理化性质　绿色至蓝绿色粉末状晶体，难溶于水、乙醇、乙醚，溶于酸和氨水。溶于稀酸同时分解。250℃加热 8 小时，变成棕黑色（失 H_2O 和 $CuCl_2$）此反应可逆。对金属有腐蚀性。

药物作用　无机铜保护性杀菌剂，为铜制剂中药害最小的药剂。

使用方法　斑点病、落叶病、褐斑病，梨黑星病套袋后用 30% 王铜悬浮剂稀释 1 000~1 500 倍喷雾，15~20 天 1 次；霜霉病、白粉病、黑痘病用 30% 王铜悬浮剂稀释 600~1 000 倍喷雾；

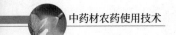

锈病、褐斑病、炭疽病、蜜烂病用30%王铜悬浮剂稀释600~1 000倍喷雾；叶斑病发病初期用30%王铜悬浮剂稀释600倍喷雾；溃疡病、疮痂病、炭疽病600~800倍；细菌性角斑病、疫病、霜霉400~500倍；立枯病、枯萎病等维管束病害250~400倍，苗床喷雾或淋根，发病初期500倍喷雾可控制病情发展。也可拌种防治真、细菌病害。

注意事项

① 避免高温期高浓度用药。

② 不能与石硫合剂、松脂合剂、矿物油乳剂、多菌灵、托布津等药剂混用。不能与强碱性农药混用。可与大多数杀虫剂、杀螨剂、微肥现混现用。

③ 高温干燥或多雨高湿、露水未干前，慎用。

④ 桃、李、白菜、杏、豆类、莴苣等敏感作物慎用。

9. 多抗霉素（登记药材：人参）

别名 多氧霉素、多效霉素、多氧清、保亮、宝丽安、保利霉素。

剂型 1.5%、2%、3%、10%可湿性粉剂，1%、3%水剂。

防治对象 黑斑病、灰霉病、褐斑病等。

药物作用 广谱性抗生素类杀菌剂，具有较好的内吸传导作用。

使用方法 黑斑病的防治，每亩用10%可湿性粉剂100g，对水50kg喷在人参栽培畦面，隔10天喷1次，共3~4次。灰霉病的防治每亩用10%可湿性粉剂100~150g，加水50~75kg喷雾，每周喷1次，共3~4次。斑点落叶病的防治，每亩用10%可湿性粉剂1 000~2 000倍液，在春梢生长初期喷药，每隔1周喷1次，与波尔多液交替使用，效果更好。用10%可湿性粉剂1 000倍液土壤消毒。霜霉病、白粉病的防治用2%可湿性粉剂1 000倍液土壤消毒。晚疫病，用2%可湿性粉剂100mg/kg溶液喷雾。枯萎病，用300mg/L溶液灌根。

注意事项

① 不能与碱性或酸性农药混用。

② 密封保存，以防潮结失效。

③ 虽属低毒药剂，使用时仍应按安全规则操作。

10. 嘧菌环胺（登记药材：人参）

中文名　嘧菌环胺。

分子式　$C_{14}H_{15}N_3$

理化性质　纯品为粉状固体，有轻微气味；溶解度（25℃）：水 中 0.02 g/L（pH5）、0.013g/L（pH7）、0.015g/L（pH9），乙 醇 160g/L，丙酮610g/L，甲苯460 g/L，正己烷30g/L，正辛醇160g/L。

防治对象　主要用于防治灰霉病、白粉病、黑星病、叶斑病、盈枯病。

使用方法　嘧菌环胺具有保护、治疗、叶片穿透及根部内吸活性。叶面喷雾或种子处理，也可做大麦种衣剂用药。

11. 乙霉·多菌灵（登记药材：人参）

中文名　乙霉·多菌灵。

剂型　50% 可湿性粉剂，60% 可湿性粉剂。

防治对象　主要用于防治多种植物的灰霉病，并对菌核病、褐腐病、花腐病、轮纹病、炭疽病、叶霉病、白粉病、叶斑病等多种真菌性病害具有很好的防治效果。

药物作用　复合型广谱低毒杀菌剂，具有治疗和保护双重作用。

使用方法　乙霉·多菌灵主要用于喷雾。一般使用50% 可湿性粉 500~1 200 倍液或 60% 可湿性粉剂 1 000~1 500 倍液。

注意事项　不能与铜制剂及酸碱性较强的药剂混用。

12. 噻虫嗪（登记药材：人参）

别名　阿克泰。

化学名称　3-（2-氯-1,3-噻唑-5-基甲基）-5-甲基-1,3,5-恶二嗪-4-基叉（硝基）胺。

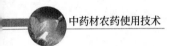

分子式 $C_8H_{10}ClN_5O_3S$

剂型 25%水分散粒剂，50%水分散粒剂，70%种子处理可分散粒剂。

理化性质 白色结晶粉末，原药外观为灰黄色至白色结晶粉末。溶解度（25℃，g/L纯品）水4.1，熔点139.1℃，蒸汽压6.6Pa（25℃）。有机溶剂（25℃）：丙酮48g/L，乙酸乙酯7.0g/L，甲醇13g/L，二氯甲烷110g/L，已烷>1mg/L，辛醇620mg/L，甲苯680mg/L。

防治对象 有效防治同翅目、鳞翅目、鞘翅目、缨翅目害虫。其中，对同翅目特效，如各种蚜虫、叶蝉、粉虱、飞虱等。

使用方法 25%噻虫嗪水分散粒剂1.6~3.2g/667m²（有效成分0.4~0.8g），在若虫发生初盛期进行喷雾，每亩喷液量30~40L，直接喷在叶面上，可迅速传导到水稻全株。蚜虫用25%噻虫嗪5 000~10 000倍液或每100L水加25%噻虫嗪10~20mL（有效浓度25~50mg/L），或每亩用5~10g（有效成分1.25~2.5g）进行叶面喷雾。白粉虱使用浓度为2 500~5 000倍，或每亩用10~20g（有效成分2.5~5g）进行喷雾。蓟马用25%噻虫嗪13~26g/667m²（有效成分3.25~6.5g）进行喷雾。木虱用25%噻虫嗪10 000倍液或每100L水加10mL（有效浓度25mg/L），或用6g/667m²（有效成分1.5g）进行喷雾。潜叶蛾用25%噻虫嗪3 000~4 000倍液或每100L水加25~33mL有效浓度62.5~83.3mg/L），或每亩用15g（有效成分3.75g）进行喷雾。

注意事项 不能与碱性药剂混用。不要在低于−10℃和高于35℃的环境储存。对蜜蜂有毒，用药时要特别注意。本药杀虫活性很高，用药时不要盲目加大用药量。

13. 咯菌腈（登记药材：人参）

中文名 咯菌腈。

分子式 $C_{12}H_6F_2N_2O_2$

理化性质 25℃下在不同溶剂中的溶解度（g/L）为：丙酮190g/L，乙醇44g/L，正辛烷20g/L，甲苯2.7g/L，正己烷0.0078g/L，水0.0018g/L。无旋光性（丙酮作溶剂）。

防治对象 炭疽病、枯萎病、褐斑病、黑斑病、立枯病。

药物作用 通过抑制葡萄糖磷酰化有关的转移，并抑制真菌菌丝体的生长，最终导致病菌死亡。作用机理独特，与现有杀菌剂无交互抗性。国际上杀菌剂抗性行动小组FRAC认为咯菌腈的作用机理是影响渗透压调节信号相关的组氨酸激酶的活性。

14. 霜脲·锰锌（登记药材：人参）

中文名 霜脲·锰锌。

剂型 72‰可湿性粉剂（6496代森锰钢氰），36%可湿性粉剂（32%代森锰锌+4%霜脲氰），36%悬浮剂（32%代森锰锌+4%霜脲氰）。

防治对象 主要用于防治低等真菌病害，如霜霉病、晚疫病或疫（霉）病等。

药物作用 霜脲·锰锌是霜脲氰和全络合态代森锰锌混配的二元杀菌剂，低毒、低残留，具有保护和治疗双重作用。具有很强的内吸性。

使用方法 霜脲·锰锌多用于喷雾，在病害发生前或初期，根据发生程度，可使用72%可湿性粉剂600~800倍液，或36%可湿性粉剂300~400倍液，或36%悬浮剂400~500倍液喷雾。

注意事项 按照一般安全用药原则进行操作，在病害发生前使用效果最好；悬浮剂型可能会有一些沉淀，但摇匀后不影响使用，剩余药剂注意密封存放，避免降低药效。

15. 赤霉酸（登记药材：人参）

中文名 赤霉酸。

剂型 4%赤霉酸乳油、40%赤霉酸颗粒剂、20%可溶性片剂、75%结晶粉、85%结晶粉等。

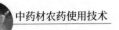

药物作用 广谱性植物生长调节剂，可促进作物生长发育，使之提早成熟、提高产量、改进品质；能迅速打破种子、块茎和鳞茎等器官的休眠，促进发芽；减少蕾、花、铃、果实的脱落，提高果实结果率或形成无籽果实。也能使某些 2 年生的植物在当年开花。

使用方法 用 50~100mg/kg 或 200~500mg/kg 药液喷花 1 次，促进坐果或无籽果的形成。50~100mg/kg 药液促进营养生长。0.5~1mg/kg 或 1mg/kg 药液打破休眠促进发芽。50mg/kg、5~15mg/kg 或 10~50mg/kg 药液延缓衰老及保鲜作用。

注意事项

① 赤霉酸水溶性小，用前先用少量酒精或白酒溶解，再加水稀释至所需浓度。

② 使用赤霉酸处理的作物不孕籽增加，故留种田不宜施药。

16. 多菌灵（登记药材：人参）

中文名 多菌灵。

剂型 50% 多菌灵可湿性粉剂。

药物作用 干扰病原菌有丝分裂中纺锤体的形成，影响细胞分裂，起到杀菌作用。

使用方法

① 混配喷雾 用 25% 多菌灵可湿性粉剂 400 倍液与 40% 三乙膦酸铝可湿性粉剂 200 倍液混配。

② 拌种 用 50% 多菌灵可湿性粉剂拌种，用药量因病而异。用药量为种子质量的 0.4%。

③ 灌根 将 12.5% 增效多菌灵可溶液剂对水稀释为 200~300 倍液，在初发病时灌根，每株每次灌药液 100mL，每隔 10 天左右灌 1 次，连灌 2~3 次。

注意事项

① 与硫黄、混合氨基酸铜·锌·锰·镁、代森锰锌、代森铵、福美双、福美锌、五氯硝基苯、丙硫多菌灵、菌核净、溴菌腈、乙

霉威、井冈霉素等有混配剂；与敌磺钠、代森锰锌、百菌清、武夷菌素等能混用。在作物收获前 18 天停用。本剂不能与强碱性药剂或含铜药剂混用，应与其他药剂轮用。

② 不要长期单一使用多菌灵，也不能与硫菌灵、苯菌灵、甲基硫菌灵等同类药剂轮用。对多菌灵产生抗（药）性的地区，不能采用增加单位面积用药量的方法继续使用，应坚决停用。

③贮存于阴凉、干燥处。

17. 哈茨木霉（登记药材：人参）

中文名　哈茨木霉。

剂型　3 亿 CFU/g 哈茨木霉可湿性粉剂。

药物作用　在植物根围生长并形成"保护罩"，以防止根部病原真菌的侵染。能分泌酶及抗生素类物质，分解病原真菌的细胞壁。

使用方法

① 苗床淋喷。每平方米用 2~4g 药剂，淋喷苗床上即可。

② 蘸根。对水稀释 20~80 倍，然后蘸根或者球茎即可。

③ 盆栽及苗床混土　每立方米用药 110~220g，根据用水量先配制成母液，然后混匀即可。

④ 灌根。对水稀释 1 500~3 000 倍，每株浇灌 200mL，根据植株的大小可以适当调节用量。

⑤ 喷雾后漫灌。亩用量 100~200g，对水 300 倍喷雾后漫灌，水量宜浸到根部为止。

⑥ 种子处理。每 50kg 种子用药 60~125g，先将半量的种子和药剂混匀，然后再加入剩余的种子及药剂搅拌混匀即可，拌种时可以加入适量的水，以便于搅拌混匀。

注意事项

① 微生物菌种应保藏于低温、清洁和干燥的地方，室温放置时间过长会导致菌种衰退。

② 菌种操作应在无菌条件下进行，防止杂菌污染。

③ 斜面菌种保藏时间通常为 3~6 个月，应根据菌种状况及时转接；冻干菌种保藏时间通常为 2~15 年。

18．噻虫嗪·咯菌腈·精甲霜灵（登记药材：人参）

商品名 亮盾。

有效成分 22.2% 噻虫嗪，1.1% 咯菌腈，1.7% 精甲霜灵。

剂型 25% 噻虫嗪·咯菌腈·精甲霜灵悬浮种衣剂。

防治对象 人参金针虫、立枯病、锈腐病以及疫病等。

药物作用 噻虫嗪，能够选择性抑制昆虫中枢神经系统烟酸乙酰胆碱酯酶受体，进而阻断昆虫中枢神经系统的正常传导，造成害虫出现麻痹及死亡，对刺吸式害虫如蚜虫、飞虱、叶蝉、粉虱等效果良好。咯菌腈，主要是通过抑制菌体葡萄糖磷酰化有关的转移，并抑制真菌菌丝体的生长，导致病菌死亡，能有效防治子囊菌、担子菌、半知菌的许多病原菌引发的病害。精甲霜灵是一种系统性的，具有预防和治疗功效的杀菌剂，主要通过根，茎，叶吸收，对霜霉菌、疫霉菌、腐霉菌等引起的作物病害有显著的防治效果。

使用方法 100kg 种子使用 220~340g 药剂包衣处理。

注意事项

① 噻虫嗪对蜜蜂有毒，不能在蜜蜂采蜜的场所使用。

② 咯菌腈对水生生物有毒，剩余药物禁止倒入池塘、河流。

③ 经处理过的种子不能用于饲喂家禽牲畜。

19．枯草芽孢杆菌（登记药材：三七、人参）

商品名 麦丰宁。

菌株来源 ← ISF ← AS1.210。

防治对象 抑制致病菌的生长。

药物作用 革兰氏阳性菌，芽孢（0.6~0.9）μm×（1.0~1.5）μm，椭圆形到柱状，位于菌体中央或稍偏，芽孢形成后菌体不膨大。菌落表面粗糙不透明，污白色或微黄色，在液体培养基中生长时，常形成皱醭。

20．硫黄（登记药材：枸杞）

别名　硫、胶体硫、硫黄块。

化学名称　硫。

分子式　S

剂型　45%、50% 悬浮剂。

理化性质　淡黄色脆性结晶或粉末，有特殊臭味。硫黄不溶于水，微溶于乙醇、醚，易溶于二硫化碳。

防治对象　叶螨、锈病、白粉病。

药物作用　无机农药，对人、畜安全，不易使作物产生药害。

使用方法　可在发芽后或发病初期开始喷 50% 硫悬浮剂 200~400 倍液，每 7~10 天喷 1 次，连喷 2~3 次。

注意事项

① 气温高于 32℃、低于 4℃均不宜使用。

② 不能与波尔多液、机油乳剂混用，喷过上述药剂后 15 天方可喷硫悬浮剂。

③ 本剂长期贮存会出现分层现象，使用时要注意摇匀，再加水稀释。要在阴凉干燥处贮存，并要远离火源。

21.高效氯氰菊酯（登记药材：枸杞）

商品名　高保、高效氯氰菊酯。

化学名称　2,2- 二甲基 -3-（2,2- 二氯乙烯基）环丙烷羧酸 -α- 氰基 -（3- 苯氧基）- 苄酯。

分子式　$C_{22}H_{19}CL_2NO_3$

剂型　常用制剂有 45% 乳油。

理化性质　白色至奶油色结晶体，易溶于芳烃、酮类和醇类。

防治对象　适用于多种植物上的害虫及卫生害虫。

药物作用　拟除虫菊酯类杀虫剂，生物活性较高，具有触杀和胃毒作用。杀虫谱广、击倒速度快。

使用方法　高效氯氰菊酯主要通过喷雾防治各种害虫，一般使

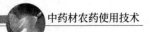

用 4.5% 的剂型或 5% 的剂型 1 500~2 000 倍液，或 10% 的剂型或 100g/L 乳油 3 000~4 000 倍液，均匀喷雾，在害虫发生初期喷药效果最好。

注意事项 高效氯氰菊酯没有内吸作用，喷雾时必须均匀、周到。安全采收间隔期一般为 10 天。对鱼、蜜蜂和家蚕有毒，不能在蜂场和桑园内及其周围使用，并避免药液污染鱼塘、河流等水域。

22. 吡虫啉（登记药材：枸杞、杭白菊）

商品名 蚜虱净、大功臣、康复多。

化学名称 1-6- 氯吡啶 -3- 吡啶基甲基 -N- 硝基亚咪唑烷 -2- 基胺。

分子式 $C_9H_{10}ClN_5O_2$

剂型 1.1% 胶饵，2.5% 和 10% 可湿性粉剂，5% 乳油，20% 浓可溶性粉剂。

理化性质 无色晶体，有微弱气味，溶解度水 0.51g/L（20℃），二氯甲烷 50~100g/L，异丙醇 1~2g/L，甲苯 0.5~1g/L，正己烷 <0.1g/L（20℃），pH 值 5~11 稳定。

防治对象 主要用于防治刺吸式口器害虫，如蚜虫、叶蝉、蓟马、白粉虱及马铃薯甲虫和麦秆蝇等。

药物作用 硝基亚甲基类内吸杀虫剂。具有广谱、高效、低毒、低残留，害虫不易产生抗性，对人、畜、植物和天敌安全等特点，并有触杀、胃毒和内吸多重药效。

使用方法 防治绣线菊蚜、苹果瘤蚜、桃蚜、梨木虱、卷叶蛾、粉虱、斑潜蝇等害虫，可用 10% 吡虫啉可湿性粉剂 4 000~6 000 倍液喷雾，或用 5% 吡虫啉乳油 2 000~3 000 倍液喷雾。最近几年的连续使用，造成了很高的抗性，在水稻上国家已经禁止使用。

注意事项

① 本品不可与碱性农药或物质混用。

② 使用过程中不可污染养蜂、养蚕场所及相关水源。

③ 适期用药，收获前两周禁止用药。

④ 如不慎食用，立即催吐并及时送医院治疗。

⑤ 贮藏要与食品远离，以免发生危险。

23. 苦参碱（登记药材：枸杞）

商品名 绿宝清、百草一号、绿宝灵、维绿特、碧绿。

别名 母菊碱、苦甘草、苦参草、苦豆根、西豆根、苦平子、野槐根、山槐根、干人参、苦骨。

化学名称 苦参碱。

分子式 $C_{15}H_{24}N_2O$

剂型 0.3%苦参碱水剂、1%苦参碱醇溶液、0.2%苦参碱水剂、1.1%苦参碱粉剂、1%苦参碱可溶性液剂。

理化性质 熔点77℃，沸点396.7℃（在760mmHg），闪点172.7℃。

防治对象 黏虫、菜青虫、蚜虫、红蜘蛛等。

药物作用 天然植物性农药，对人畜低毒，是广谱杀虫剂，具有触杀和胃毒作用。

使用方法

食叶害虫在2~3龄幼虫发生期，用1%苦参碱可溶性液剂800~1 500倍液均匀喷雾，或用0.3%苦参碱水剂500~700mL/667m²，对水40~50kg进行喷雾。本品对低龄幼虫效果好，对4~5龄幼虫敏感性差。

注意事项 严禁与碱性药混用，本品速效性差，应搞好虫情预测预报，在害虫低龄期施药防治。

24. 蛇床子素（登记药材：枸杞）

商品名 清源保。

化学名称 8-（2-甲基-丁烯）基甲醚缬形酮。

剂型 1%蛇床子素微乳剂。

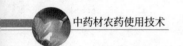

防治对象 枸杞白粉病。

药物作用 蛇床子素可以抑制病原菌孢子萌发。

使用方法 每公顷使用22.5~27g药剂对水450L喷雾，根据田间发病情况施用2~3次，施药间隔7~8d。

注意事项 使用蛇床子素时应在发病初期施药，能够取得较好防效。

25.藜芦碱（登记药材：枸杞）

商品名 杞赞

化学成分 瑟瓦定和藜芦定。

剂型 0.5%藜芦碱可溶液剂。

药物作用 藜芦碱是以中草药为原料经乙醇萃取而成的一种杀虫剂，具有触杀和胃毒作用。该药剂主要杀虫作用机制是经虫体表皮或吸食进入消化系统后，造成局部刺激，引起反射性虫体兴奋，先抑制虫体感觉神经末梢，后抑制中枢神经而致害虫死亡。

防治对象 针对枸杞蚜虫的增效配方，兼治木虱、瘿螨等害虫。

使用方法 在枸杞蚜虫初发期400~500倍叶面均匀喷雾，枸杞蚜虫高发期300倍喷雾，连续使用2~3次以提高综合防治效果。

注意事项 应置于阴凉干燥处密封保存，避免接触火源，避免儿童接触。

26.香芹酚（登记药材：枸杞）

商品名 菌尔美。

剂型 0.5%香芹酚水剂。

防治对象 白粉病、灰霉病。

药物作用 香芹酚具有良好的内吸活性。

使用方法 300~400倍对水均匀喷雾。

注意事项

①用药时有沉淀，请摇匀后再使用，不影响药效。

②使用本品时应穿戴好防护服和手套，避免吸入药液，施药

期间不可吃东西和饮水，施药后应及时洗手洗脸。

③ 施药和清洗药械时严禁污染鱼塘、河流、饮用水源。

④ 建议与其他作用机制不同的杀菌剂轮换使用，以延缓抗性产生。

⑤ 避免孕妇及哺乳期妇女接触。

⑥ 每季最多使用 3 次，安全间隔期为 3 天。

⑦ 用过的容器应妥善处理，不可做他用，也不可随意丢弃。

27.苯甲·咪鲜胺（登记药材：枸杞）

有效成分：16% 咪鲜胺，4% 苯醚甲环唑。

剂型 20% 苯甲·咪甲胺水乳剂。

防治对象 枸杞炭疽病。

药物作用 本品是一种杀菌剂，对于子囊菌及半知菌引起的多种作物病害有特效。通过抑制甾醇的生物合成而引起作用。

使用方法 于发病初期按照 133.3~200mg/kg 用药量对水喷雾。

注意事项

① 本品安全间隔期为 14 天，每个作物周期最多使用次数为 3 次。

② 药液及其废液不得污染各类水域等环境。

③ 建议与其他作用机制不同的杀菌剂轮换使用，以延缓抗性的产生。

④ 本品对蜜蜂、家蚕有毒，开花植物花期周围禁用，施药期间应密切注意对附近蜂群的影响，蚕室及桑园附近禁用；对鱼类等水生生物有毒，远离水产养殖区施药，禁止在河塘等水体中清洗施药器具，避免污染水源。

⑤ 本品不可与呈碱性的农药等物质混合使用。

⑥ 施药时应戴防护用具，防止药液口鼻吸入，不得吸烟、进食、饮水，施药后应清洗手、脸及身体被污染部分。

⑦ 孕妇及哺乳期妇女禁止接触。

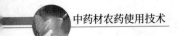

⑧ 用过的容器应妥善处理，不可做他用，也不可随意丢弃。

28．哒螨·乙螨唑（登记药材：枸杞）

有效成分　30% 哒螨灵，10% 乙螨唑。

剂型　40% 哒螨·乙螨唑悬浮剂。

防治对象　枸杞瘿螨。

药物作用　本品是由乙螨唑和哒螨灵复配而成的杀螨剂。其作用机理是抑制螨卵的胚胎形成以及从幼螨到成螨的蜕变过程，最终杀死害螨，具有触杀和胃毒作用，对螨的整个生长期有较好的效果，速效、长效。

使用方法　按照 66.67~80mg/kg 用药量对水喷雾。

注意事项

① 本品不能与波尔多液、石硫合剂等强碱性农药混用。

② 本品对蜜蜂、家蚕、鱼、水藻、水蚤等毒性高，施药时应关注蜜蜂的种群动态，避免药剂流入湖泊、池塘等水体。

③ 使用本品时应穿戴防护服和手套，佩戴防尘面具，避免吸入药液；施药期间不可吃东西和饮水；施药后应及时洗手和洗脸。

④ 残留药液和废弃包装应妥善处理，不得他用或随意丢弃。

29．井冈霉素 A（登记药材：杭白菊）

商品名　保禾灵。

剂型　8% 井冈霉素 A 水剂。

防治对象　根腐病、叶枯病。

药物作用　井冈霉素是一种放线菌产生的抗生素，具有较强的内吸性，易被菌体细胞吸收并在其内迅速传导，干扰和抑制菌体细胞生长和发育。

使用方法　按照 480~600g/hm^2 用药量对水喷淋、灌根或喷雾使用。

注意事项

① 不可与碱性农药混用。

② 属抗菌素类农药，应存放在阴凉干燥处，并注意防腐、防霉、防热。

③ 粉剂在晴朗天气可早、晚两头趁露水未干时喷施，夜间喷施效果尤佳，阴雨天可全天喷施，风力大于 3 级时不宜喷粉。

④ 存放于阴凉、干燥的仓库中，并注意防霉、防热、防冻。

30. 甲氨基阿维菌素苯甲酸盐（登记药材：元胡、杭白菊）

商品名 美科斯、甲维盐。

剂型 2% 甲氨基阿维菌素苯甲酸盐乳油。

防治对象 白毛球象、斜纹夜蛾。

药物作用 甲氨基阿维菌素是通过抑制害虫运动神经内的氨基丁酸传递使害虫几小时内迅速麻痹、拒食、行动缓慢或不动，且在 24~28h 内死亡。

使用方法 按照 $9~15g/hm^2$ 用药量对水喷雾使用。

注意事项 应置于阴凉干燥处密封保存，避免接触火源，避免儿童接触。

31. 二嗪磷（登记药材：白术）

化学名称 0,0- 二乙基 -0-（2- 异丙基 -4- 甲基嘧啶 -6- 基）硫代磷酸酯。

剂型 5% 二嗪磷颗粒剂。

防治对象 小地老虎。

药物作用 本品为有机磷杀虫剂，具有触杀、胃毒和一定的内吸作用。其作用机理 为抑制乙酰胆碱酯酶。

使用方法 按照 $1\,500~2\,250g/hm^2$ 用药量撒施。

注意事项

① 每季度最多使用次数为 3~4 次。

② 使用本品时应穿戴防护服和手套，佩戴防尘面具，避免吸入药液；施药期间不可吃东西和饮水；施药后应及时洗手和洗脸。

③ 本剂对鸟类毒性大，施药时不可放鸭子；本品对蜜蜂敏感，

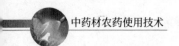

作物开花期慎用。

④ 本品不能用铜或铜合金罐、塑料瓶盛装。

⑤ 本品不可与碱性农药混用。

⑥ 严禁将洗容器的水以及剩下的药液等倒入河川中。

32. 井冈·嘧苷素（登记药材：白术）

商品名　拂康。

剂型　6%井冈·嘧苷素水剂。

防治对象　白术白绢病。

药物作用　该药剂是氨基环醇类农用抗生素和嘧啶核苷类抗菌素组成的复配药剂，杀菌谱较广，内吸作用较强，施药后能很快被作物的根、茎、叶吸收，效果显著且药效持效期较长，对作物的病原菌具有抑制作用。

使用方法　按照 360~450g/hm^2 用药量对水喷淋。

注意事项

① 使用中有任何不良反应请及时就医。

② 不能与碱性物质相混用。

③ 每季最多使用 2 次，安全间隔期 14 天。

④ 使用本品应采取安全防护措施，穿防护服，戴口罩手套，避免口鼻吸入和皮肤接触，施药后及时清洗暴露部位皮肤并更换衣物。

⑤ 药液及其废液不能污染各类水域、土壤等环境，禁止在河塘等水体中清洗施药器具。

⑥ 建议与作用机制不同的杀菌剂轮换使用，以延缓抗性产生。

⑦ 孕妇、哺乳期妇女及过敏者禁止接触。

⑧ 残留药液和废弃包装应妥善处理，不得他用或随意丢弃。

33. 喹啉铜（登记药材：铁皮石斛）

商品名　海正必绿。

剂型　33.5%喹啉铜悬浮剂。

防治对象 软腐病。

药物作用 海正必绿是新型有机螯合铜杀菌剂，具有高效、广谱、安全、低毒、低残留等特点，对细菌、真菌性病害都具有优异的防治效果。产品作用方式独特，在作物表面形成致密保护膜，杀死膜内病原菌。在病原菌内部，抑制病原菌的主要传导物的活动和传导，从而杀死病原菌。

使用方法 于作物发病初期 500~1 000 倍对水喷雾。

注意事项

① 建议与作用机制不同的杀菌剂轮换使用，以延缓抗性产生。

② 残留药液和废弃包装应妥善处理，不得他用或随意丢弃。

34．苯醚·咪鲜胺（登记药材：铁皮石斛）

有效成分 60％咪鲜胺锰盐，15％苯醚甲环唑。

剂型 75％苯醚·咪鲜胺可湿性粉剂。

防治对象 软腐病。

药物作用 本品是一种杀菌剂，对于子囊菌及半知菌引起的多种作物病害有特效。通过抑制甾醇的生物合成而引起作用。

使用方法 于作物发病初期 1 000~1 500 倍对水喷雾。

注意事项

① 本品安全间隔期为 14 天，每个作物周期最多使用次数为3 次。

② 药液及其废液不得污染各类水域等环境。

③ 建议与其他作用机制不同的杀菌剂轮换使用，以延缓抗性的产生。

④ 本品对蜜蜂、家蚕有毒，开花植物花期周围禁用，施药期间应密切注意对附近蜂群的影响，蚕室及桑园附近禁用；对鱼类等水生生物有毒，远离水产养殖区施药，禁止在河塘等水体中清洗施药器具，避免污染水源。

⑤ 本品不可与呈碱性的农药等物质混合使用。

⑥ 施药时应戴防护用具，防止药液口鼻吸入，不得吸烟、进食、饮水，施药后应清洗手、脸及身体被污染部分。

⑦ 孕妇及哺乳期妇女禁止接触。

⑧ 用过的容器应妥善处理，不可做他用，也不可随意丢弃。

35. 苯甲·醚菌酯（登记药材：枸杞）

有效成分　20% 醚菌酯，10% 苯醚甲环唑。

剂型　30% 悬浮剂。

防治对象　白粉病。

药物作用　本品是一种广谱杀菌剂。

使用方法　于作物发病期 150~300mg/kg 喷雾。

36. 霜霉威盐酸盐（登记药材：元胡）

有效成分　霜霉威盐酸盐。

剂型　722g/l 水剂。

防治对象　霜霉病。

药物作用　本品是一种高效、广谱、安全的氨基甲酸酯类杀菌农药。

使用方法　于作物发病期 1 083~1 299.6g/hm^2 喷雾。

附　录

附录1　农药管理条例

中华人民共和国国务院令第 677 号

1997 年 5 月 8 日中华人民共和国国务院令第 216 号发布，根据 2001 年 11 月 29 日《国务院关于修改〈农药管理条例〉的决定》修订 2017 年 2 月 8 日国务院第 164 次常务会议修订通过，自 2017 年 6 月 1 日起施行。

第一章　总　则

第一条　为了加强农药管理，保证农药质量，保障农产品质量安全和人畜安全，保护农业、林业生产和生态环境，制定本条例。

第二条　本条例所称农药，是指用于预防、控制危害农业、林业的病、虫、草、鼠和其他有害生物以及有目的地调节植物、昆虫生长的化学合成或者来源于生物、其他天然物质的一种物质或者几种物质的混合物及其制剂。

前款规定的农药包括用于不同目的、场所的下列各类：

（一）预防、控制危害农业、林业的病、虫（包括昆虫、蜱、螨）、草、鼠、软体动物和其他有害生物；

（二）预防、控制仓储以及加工场所的病、虫、鼠和其他有害生物；

（三）调节植物、昆虫生长；

（四）农业、林业产品防腐或者保鲜；

（五）预防、控制蚊、蝇、蜚蠊、鼠和其他有害生物；

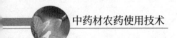

（六）预防、控制危害河流堤坝、铁路、码头、机场、建筑物和其他场所的有害生物。

第三条 国务院农业主管部门负责全国的农药监督管理工作。

县级以上地方人民政府农业主管部门负责本行政区域的农药监督管理工作。

县级以上人民政府其他有关部门在各自职责范围内负责有关的农药监督管理工作。

第四条 县级以上地方人民政府应当加强对农药监督管理工作的组织领导，将农药监督管理经费列入本级政府预算，保障农药监督管理工作的开展。

第五条 农药生产企业、农药经营者应当对其生产、经营的农药的安全性、有效性负责，自觉接受政府监管和社会监督。

农药生产企业、农药经营者应当加强行业自律，规范生产、经营行为。

第六条 国家鼓励和支持研制、生产、使用安全、高效、经济的农药，推进农药专业化使用，促进农药产业升级。

对在农药研制、推广和监督管理等工作中作出突出贡献的单位和个人，按照国家有关规定予以表彰或者奖励。

第二章　农药登记

第七条 国家实行农药登记制度。农药生产企业、向中国出口农药的企业应当依照本条例的规定申请农药登记，新农药研制者可以依照本条例的规定申请农药登记。

国务院农业主管部门所属的负责农药检定工作的机构负责农药登记具体工作。省、自治区、直辖市人民政府农业主管部门所属的负责农药检定工作的机构协助做好本行政区域的农药登记具体工作。

第八条 国务院农业主管部门组织成立农药登记评审委员会，

负责农药登记评审。

农药登记评审委员会由下列人员组成：

（一）国务院农业、林业、卫生、环境保护、粮食、工业行业管理、安全生产监督管理等有关部门和供销合作总社等单位推荐的农药产品化学、药效、毒理、残留、环境、质量标准和检测等方面的专家；

（二）国家食品安全风险评估专家委员会的有关专家；

（三）国务院农业、林业、卫生、环境保护、粮食、工业行业管理、安全生产监督管理等有关部门和供销合作总社等单位的代表。

农药登记评审规则由国务院农业主管部门制定。

第九条 申请农药登记的，应当进行登记试验。

农药的登记试验应当报所在地省、自治区、直辖市人民政府农业主管部门备案。

新农药的登记试验应当向国务院农业主管部门提出申请。国务院农业主管部门应当自受理申请之日起40个工作日内对试验的安全风险及其防范措施进行审查，符合条件的，准予登记试验；不符合条件的，书面通知申请人并说明理由。

第十条 登记试验应当由国务院农业主管部门认定的登记试验单位按照国务院农业主管部门的规定进行。

与已取得中国农药登记的农药组成成分、使用范围和使用方法相同的农药，免予残留、环境试验，但已取得中国农药登记的农药依照本条例第十五条的规定在登记资料保护期内的，应当经农药登记证持有人授权同意。

登记试验单位应当对登记试验报告的真实性负责。

第十一条 登记试验结束后，申请人应当向所在地省、自治区、直辖市人民政府农业主管部门提出农药登记申请，并提交登记试验报告、标签样张和农药产品质量标准及其检验方法等申请资料；申请新农药登记的，还应当提供农药标准品。

41

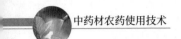

省、自治区、直辖市人民政府农业主管部门应当自受理申请之日起 20 个工作日内提出初审意见，并报送国务院农业主管部门。

向中国出口农药的企业申请农药登记的，应当持本条第一款规定的资料、农药标准品以及在有关国家（地区）登记、使用的证明材料，向国务院农业主管部门提出申请。

第十二条　国务院农业主管部门受理申请或者收到省、自治区、直辖市人民政府农业主管部门报送的申请资料后，应当组织审查和登记评审，并自收到评审意见之日起 20 个工作日内作出审批决定，符合条件的，核发农药登记证；不符合条件的，书面通知申请人并说明理由。

第十三条　农药登记证应当载明农药名称、剂型、有效成分及其含量、毒性、使用范围、使用方法和剂量、登记证持有人、登记证号以及有效期等事项。

农药登记证有效期为 5 年。有效期届满，需要继续生产农药或者向中国出口农药的，农药登记证持有人应当在有效期届满 90 日前向国务院农业主管部门申请延续。

农药登记证载明事项发生变化的，农药登记证持有人应当按照国务院农业主管部门的规定申请变更农药登记证。

国务院农业主管部门应当及时公告农药登记证核发、延续、变更情况以及有关的农药产品质量标准号、残留限量规定、检验方法、经核准的标签等信息。

第十四条　新农药研制者可以转让其已取得登记的新农药的登记资料；农药生产企业可以向具有相应生产能力的农药生产企业转让其已取得登记的农药的登记资料。

第十五条　国家对取得首次登记的、含有新化合物的农药的申请人提交的其自己所取得且未披露的试验数据和其他数据实施保护。

自登记之日起 6 年内，对其他申请人未经已取得登记的申请人

同意，使用前款规定的数据申请农药登记的，登记机关不予登记；但是，其他申请人提交其自己所取得的数据的除外。

除下列情况外，登记机关不得披露本条第一款规定的数据：

（一）公共利益需要；

（二）已采取措施确保该类信息不会被不正当地进行商业使用。

第三章　农药生产

第十六条　农药生产应当符合国家产业政策。国家鼓励和支持农药生产企业采用先进技术和先进管理规范，提高农药的安全性、有效性。

第十七条　国家实行农药生产许可制度。农药生产企业应当具备下列条件，并按照国务院农业主管部门的规定向省、自治区、直辖市人民政府农业主管部门申请农药生产许可证：

（一）有与所申请生产农药相适应的技术人员；

（二）有与所申请生产农药相适应的厂房、设施；

（三）有对所申请生产农药进行质量管理和质量检验的人员、仪器和设备；

（四）有保证所申请生产农药质量的规章制度。

省、自治区、直辖市人民政府农业主管部门应当自受理申请之日起 20 个工作日内作出审批决定，必要时应当进行实地核查。符合条件的，核发农药生产许可证；不符合条件的，书面通知申请人并说明理由。

安全生产、环境保护等法律、行政法规对企业生产条件有其他规定的，农药生产企业还应当遵守其规定。

第十八条　农药生产许可证应当载明农药生产企业名称、住所、法定代表人（负责人）、生产范围、生产地址以及有效期等事项。

农药生产许可证有效期为 5 年。有效期届满，需要继续生产农药的，农药生产企业应当在有效期届满 90 日前向省、自治区、直

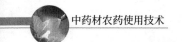

辖市人民政府农业主管部门申请延续。

农药生产许可证载明事项发生变化的，农药生产企业应当按照国务院农业主管部门的规定申请变更农药生产许可证。

第十九条 委托加工、分装农药的，委托人应当取得相应的农药登记证，受托人应当取得农药生产许可证。

委托人应当对委托加工、分装的农药质量负责。

第二十条 农药生产企业采购原材料，应当查验产品质量检验合格证和有关许可证明文件，不得采购、使用未依法附具产品质量检验合格证、未依法取得有关许可证明文件的原材料。

农药生产企业应当建立原材料进货记录制度，如实记录原材料的名称、有关许可证明文件编号、规格、数量、供货人名称及其联系方式、进货日期等内容。原材料进货记录应当保存2年以上。

第二十一条 农药生产企业应当严格按照产品质量标准进行生产，确保农药产品与登记农药一致。农药出厂销售，应当经质量检验合格并附具产品质量检验合格证。

农药生产企业应当建立农药出厂销售记录制度，如实记录农药的名称、规格、数量、生产日期和批号、产品质量检验信息、购货人名称及其联系方式、销售日期等内容。农药出厂销售记录应当保存2年以上。

第二十二条 农药包装应当符合国家有关规定，并印制或者贴有标签。国家鼓励农药生产企业使用可回收的农药包装材料。

农药标签应当按照国务院农业主管部门的规定，以中文标注农药的名称、剂型、有效成分及其含量、毒性及其标识、使用范围、使用方法和剂量、使用技术要求和注意事项、生产日期、可追溯电子信息码等内容。

剧毒、高毒农药以及使用技术要求严格的其他农药等限制使用农药的标签还应当标注"限制使用"字样，并注明使用的特别限制和特殊要求。用于食用农产品的农药的标签还应当标注安全间

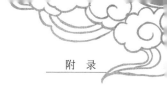

隔期。

第二十三条　农药生产企业不得擅自改变经核准的农药的标签内容，不得在农药的标签中标注虚假、误导使用者的内容。

农药包装过小，标签不能标注全部内容的，应当同时附具说明书，说明书的内容应当与经核准的标签内容一致。

第四章　农药经营

第二十四条　国家实行农药经营许可制度，但经营卫生用农药的除外。农药经营者应当具备下列条件，并按照国务院农业主管部门的规定向县级以上地方人民政府农业主管部门申请农药经营许可证：

（一）有具备农药和病虫害防治专业知识，熟悉农药管理规定，能够指导安全合理使用农药的经营人员；

（二）有与其他商品以及饮用水水源、生活区域等有效隔离的营业场所和仓储场所，并配备与所申请经营农药相适应的防护设施；

（三）有与所申请经营农药相适应的质量管理、台账记录、安全防护、应急处置、仓储管理等制度。

经营限制使用农药的，还应当配备相应的用药指导和病虫害防治专业技术人员，并按照所在地省、自治区、直辖市人民政府农业主管部门的规定实行定点经营。

县级以上地方人民政府农业主管部门应当自受理申请之日起20个工作日内作出审批决定。符合条件的，核发农药经营许可证；不符合条件的，书面通知申请人并说明理由。

第二十五条　农药经营许可证应当载明农药经营者名称、住所、负责人、经营范围以及有效期等事项。

农药经营许可证有效期为 5 年。有效期届满，需要继续经营农药的，农药经营者应当在有效期届满 90 日前向发证机关申请延续。

农药经营许可证载明事项发生变化的，农药经营者应当按照国

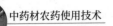

务院农业主管部门的规定申请变更农药经营许可证。

取得农药经营许可证的农药经营者设立分支机构的，应当依法申请变更农药经营许可证，并向分支机构所在地县级以上地方人民政府农业主管部门备案，其分支机构免予办理农药经营许可证。农药经营者应当对其分支机构的经营活动负责。

第二十六条 农药经营者采购农药应当查验产品包装、标签、产品质量检验合格证以及有关许可证明文件，不得向未取得农药生产许可证的农药生产企业或者未取得农药经营许可证的其他农药经营者采购农药。

农药经营者应当建立采购台账，如实记录农药的名称、有关许可证明文件编号、规格、数量、生产企业和供货人名称及其联系方式、进货日期等内容。采购台账应当保存 2 年以上。

第二十七条 农药经营者应当建立销售台账，如实记录销售农药的名称、规格、数量、生产企业、购买人、销售日期等内容。销售台账应当保存 2 年以上。

农药经营者应当向购买人询问病虫害发生情况并科学推荐农药，必要时应当实地查看病虫害发生情况，并正确说明农药的使用范围、使用方法和剂量、使用技术要求和注意事项，不得误导购买人。

经营卫生用农药的，不适用本条第一款、第二款的规定。

第二十八条 农药经营者不得加工、分装农药，不得在农药中添加任何物质，不得采购、销售包装和标签不符合规定，未附具产品质量检验合格证，未取得有关许可证明文件的农药。

经营卫生用农药的，应当将卫生用农药与其他商品分柜销售；经营其他农药的，不得在农药经营场所内经营食品、食用农产品、饲料等。

第二十九条 境外企业不得直接在中国销售农药。境外企业在中国销售农药的，应当依法在中国设立销售机构或者委托符合条件的中国代理机构销售。

向中国出口的农药应当附具中文标签、说明书，符合产品质量标准，并经出入境检验检疫部门依法检验合格。禁止进口未取得农药登记证的农药。

办理农药进出口海关申报手续，应当按照海关总署的规定出示相关证明文件。

第五章　农药使用

第三十条　县级以上人民政府农业主管部门应当加强农药使用指导、服务工作，建立健全农药安全、合理使用制度，并按照预防为主、综合防治的要求，组织推广农药科学使用技术，规范农药使用行为。林业、粮食、卫生等部门应当加强对林业、储粮、卫生用农药安全、合理使用的技术指导，环境保护主管部门应当加强对农药使用过程中环境保护和污染防治的技术指导。

第三十一条　县级人民政府农业主管部门应当组织植物保护、农业技术推广等机构向农药使用者提供免费技术培训，提高农药安全、合理使用水平。

国家鼓励农业科研单位、有关学校、农民专业合作社、供销合作社、农业社会化服务组织和专业人员为农药使用者提供技术服务。

第三十二条　国家通过推广生物防治、物理防治、先进施药器械等措施，逐步减少农药使用量。

县级人民政府应当制定并组织实施本行政区域的农药减量计划；对实施农药减量计划、自愿减少农药使用量的农药使用者，给予鼓励和扶持。

县级人民政府农业主管部门应当鼓励和扶持设立专业化病虫害防治服务组织，并对专业化病虫害防治和限制使用农药的配药、用药进行指导、规范和管理，提高病虫害防治水平。

县级人民政府农业主管部门应当指导农药使用者有计划地轮换使用农药，减缓危害农业、林业的病、虫、草、鼠和其他有害生物

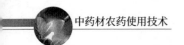

的抗药性。

乡、镇人民政府应当协助开展农药使用指导、服务工作。

第三十三条　农药使用者应当遵守国家有关农药安全、合理使用制度，妥善保管农药，并在配药、用药过程中采取必要的防护措施，避免发生农药使用事故。

限制使用农药的经营者应当为农药使用者提供用药指导，并逐步提供统一用药服务。

第三十四条　农药使用者应当严格按照农药的标签标注的使用范围、使用方法和剂量、使用技术要求和注意事项使用农药，不得扩大使用范围、加大用药剂量或者改变使用方法。

农药使用者不得使用禁用的农药。

标签标注安全间隔期的农药，在农产品收获前应当按照安全间隔期的要求停止使用。

剧毒、高毒农药不得用于防治卫生害虫，不得用于蔬菜、瓜果、茶叶、菌类、中草药材的生产，不得用于水生植物的病虫害防治。

第三十五条　农药使用者应当保护环境，保护有益生物和珍稀物种，不得在饮用水水源保护区、河道内丢弃农药、农药包装物或者清洗施药器械。

严禁在饮用水水源保护区内使用农药，严禁使用农药毒鱼、虾、鸟、兽等。

第三十六条　农产品生产企业、食品和食用农产品仓储企业、专业化病虫害防治服务组织和从事农产品生产的农民专业合作社等应当建立农药使用记录，如实记录使用农药的时间、地点、对象以及农药名称、用量、生产企业等。农药使用记录应当保存2年以上。

国家鼓励其他农药使用者建立农药使用记录。

第三十七条　国家鼓励农药使用者妥善收集农药包装物等废弃物；农药生产企业、农药经营者应当回收农药废弃物，防止农药污染环境和农药中毒事故的发生。具体办法由国务院环境保护主管部门会同国务院农业主管部门、国务院财政部门等部门制定。

第三十八条 发生农药使用事故，农药使用者、农药生产企业、农药经营者和其他有关人员应当及时报告当地农业主管部门。

接到报告的农业主管部门应当立即采取措施，防止事故扩大，同时通知有关部门采取相应措施。造成农药中毒事故的，由农业主管部门和公安机关依照职责权限组织调查处理，卫生主管部门应当按照国家有关规定立即对受到伤害的人员组织医疗救治；造成环境污染事故的，由环境保护等有关部门依法组织调查处理；造成储粮药剂使用事故和农作物药害事故的，分别由粮食、农业等部门组织技术鉴定和调查处理。

第三十九条 因防治突发重大病虫害等紧急需要，国务院农业主管部门可以决定临时生产、使用规定数量的未取得登记或者禁用、限制使用的农药，必要时应当会同国务院对外贸易主管部门决定临时限制出口或者临时进口规定数量、品种的农药。

前款规定的农药，应当在使用地县级人民政府农业主管部门的监督和指导下使用。

第六章 监督管理

第四十条 县级以上人民政府农业主管部门应当定期调查统计农药生产、销售、使用情况，并及时通报本级人民政府有关部门。

县级以上地方人民政府农业主管部门应当建立农药生产、经营诚信档案并予以公布；发现违法生产、经营农药的行为涉嫌犯罪的，应当依法移送公安机关查处。

第四十一条 县级以上人民政府农业主管部门履行农药监督管理职责，可以依法采取下列措施：

（一）进入农药生产、经营、使用场所实施现场检查；

（二）对生产、经营、使用的农药实施抽查检测；

（三）向有关人员调查了解有关情况；

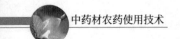

（四）查阅、复制合同、票据、账簿以及其他有关资料；

（五）查封、扣押违法生产、经营、使用的农药，以及用于违法生产、经营、使用农药的工具、设备、原材料等；

（六）查封违法生产、经营、使用农药的场所。

第四十二条 国家建立农药召回制度。农药生产企业发现其生产的农药对农业、林业、人畜安全、农产品质量安全、生态环境等有严重危害或者较大风险的，应当立即停止生产，通知有关经营者和使用者，向所在地农业主管部门报告，主动召回产品，并记录通知和召回情况。

农药经营者发现其经营的农药有前款规定的情形的，应当立即停止销售，通知有关生产企业、供货人和购买人，向所在地农业主管部门报告，并记录停止销售和通知情况。

农药使用者发现其使用的农药有本条第一款规定的情形的，应当立即停止使用，通知经营者，并向所在地农业主管部门报告。

第四十三条 国务院农业主管部门和省、自治区、直辖市人民政府农业主管部门应当组织负责农药检定工作的机构、植物保护机构对已登记农药的安全性和有效性进行监测。

发现已登记农药对农业、林业、人畜安全、农产品质量安全、生态环境等有严重危害或者较大风险的，国务院农业主管部门应当组织农药登记评审委员会进行评审，根据评审结果撤销、变更相应的农药登记证，必要时应当决定禁用或者限制使用并予以公告。

第四十四条 有下列情形之一的，认定为假农药：

（一）以非农药冒充农药；

（二）以此种农药冒充他种农药；

（三）农药所含有效成分种类与农药的标签、说明书标注的有效成分不符。

禁用的农药，未依法取得农药登记证而生产、进口的农药，以及未附具标签的农药，按照假农药处理。

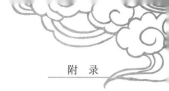

第四十五条　有下列情形之一的，认定为劣质农药：

（一）不符合农药产品质量标准；

（二）混有导致药害等有害成分。

超过农药质量保证期的农药，按照劣质农药处理。

第四十六条　假农药、劣质农药和回收的农药废弃物等应当交由具有危险废物经营资质的单位集中处置，处置费用由相应的农药生产企业、农药经营者承担；农药生产企业、农药经营者不明确的，处置费用由所在地县级人民政府财政列支。

第四十七条　禁止伪造、变造、转让、出租、出借农药登记证、农药生产许可证、农药经营许可证等许可证明文件。

第四十八条　县级以上人民政府农业主管部门及其工作人员和负责农药检定工作的机构及其工作人员，不得参与农药生产、经营活动。

第七章　法律责任

第四十九条　县级以上人民政府农业主管部门及其工作人员有下列行为之一的，由本级人民政府责令改正；对负有责任的领导人员和直接责任人员，依法给予处分；负有责任的领导人员和直接责任人员构成犯罪的，依法追究刑事责任：

（一）不履行监督管理职责，所辖行政区域的违法农药生产、经营活动造成重大损失或者恶劣社会影响；

（二）对不符合条件的申请人准予许可或者对符合条件的申请人拒不准予许可；

（三）参与农药生产、经营活动；

（四）有其他徇私舞弊、滥用职权、玩忽职守行为。

第五十条　农药登记评审委员会组成人员在农药登记评审中谋取不正当利益的，由国务院农业主管部门从农药登记评审委员会除名；属于国家工作人员的，依法给予处分；构成犯罪的，依法追

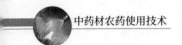
究刑事责任。

第五十一条 登记试验单位出具虚假登记试验报告的，由省、自治区、直辖市人民政府农业主管部门没收违法所得，并处5万元以上10万元以下罚款；由国务院农业主管部门从登记试验单位中除名，5年内不再受理其登记试验单位认定申请；构成犯罪的，依法追究刑事责任。

第五十二条 未取得农药生产许可证生产农药或者生产假农药的，由县级以上地方人民政府农业主管部门责令停止生产，没收违法所得、违法生产的产品和用于违法生产的工具、设备、原材料等，违法生产的产品货值金额不足1万元的，并处5万元以上10万元以下罚款，货值金额1万元以上的，并处货值金额10倍以上20倍以下罚款，由发证机关吊销农药生产许可证和相应的农药登记证；构成犯罪的，依法追究刑事责任。

取得农药生产许可证的农药生产企业不再符合规定条件继续生产农药的，由县级以上地方人民政府农业主管部门责令限期整改；逾期拒不整改或者整改后仍不符合规定条件的，由发证机关吊销农药生产许可证。

农药生产企业生产劣质农药的，由县级以上地方人民政府农业主管部门责令停止生产，没收违法所得、违法生产的产品和用于违法生产的工具、设备、原材料等，违法生产的产品货值金额不足1万元的，并处1万元以上5万元以下罚款，货值金额1万元以上的，并处货值金额5倍以上10倍以下罚款；情节严重的，由发证机关吊销农药生产许可证和相应的农药登记证；构成犯罪的，依法追究刑事责任。

委托未取得农药生产许可证的受托人加工、分装农药，或者委托加工、分装假农药、劣质农药的，对委托人和受托人均依照本条第一款、第三款的规定处罚。

第五十三条 农药生产企业有下列行为之一的，由县级以上地

方人民政府农业主管部门责令改正，没收违法所得、违法生产的产品和用于违法生产的原材料等，违法生产的产品货值金额不足 1 万元的，并处 1 万元以上 2 万元以下罚款，货值金额 1 万元以上的，并处货值金额 2 倍以上 5 倍以下罚款；拒不改正或者情节严重的，由发证机关吊销农药生产许可证和相应的农药登记证：

（一）采购、使用未依法附具产品质量检验合格证、未依法取得有关许可证明文件的原材料；

（二）出厂销售未经质量检验合格并附具产品质量检验合格证的农药；

（三）生产的农药包装、标签、说明书不符合规定；

（四）不召回依法应当召回的农药。

第五十四条 农药生产企业不执行原材料进货、农药出厂销售记录制度，或者不履行农药废弃物回收义务的，由县级以上地方人民政府农业主管部门责令改正，处 1 万元以上 5 万元以下罚款；拒不改正或者情节严重的，由发证机关吊销农药生产许可证和相应的农药登记证。

第五十五条 农药经营者有下列行为之一的，由县级以上地方人民政府农业主管部门责令停止经营，没收违法所得、违法经营的农药和用于违法经营的工具、设备等，违法经营的农药货值金额不足 1 万元的，并处 5 000 元以上 5 万元以下罚款，货值金额 1 万元以上的，并处货值金额 5 倍以上 10 倍以下罚款；构成犯罪的，依法追究刑事责任：

（一）违反本条例规定，未取得农药经营许可证经营农药；

（二）经营假农药；

（三）在农药中添加物质。

有前款第二项、第三项规定的行为，情节严重的，还应当由发证机关吊销农药经营许可证。

取得农药经营许可证的农药经营者不再符合规定条件继续经营

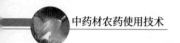

农药的，由县级以上地方人民政府农业主管部门责令限期整改；逾期拒不整改或者整改后仍不符合规定条件的，由发证机关吊销农药经营许可证。

第五十六条 农药经营者经营劣质农药的，由县级以上地方人民政府农业主管部门责令停止经营，没收违法所得、违法经营的农药和用于违法经营的工具、设备等，违法经营的农药货值金额不足1万元的，并处2 000元以上2万元以下罚款，货值金额1万元以上的，并处货值金额2倍以上5倍以下罚款；情节严重的，由发证机关吊销农药经营许可证；构成犯罪的，依法追究刑事责任。

第五十七条 农药经营者有下列行为之一的，由县级以上地方人民政府农业主管部门责令改正，没收违法所得和违法经营的农药，并处5 000元以上5万元以下罚款；拒不改正或者情节严重的，由发证机关吊销农药经营许可证：

（一）设立分支机构未依法变更农药经营许可证，或者未向分支机构所在地县级以上地方人民政府农业主管部门备案；

（二）向未取得农药生产许可证的农药生产企业或者未取得农药经营许可证的其他农药经营者采购农药；

（三）采购、销售未附具产品质量检验合格证或者包装、标签不符合规定的农药；

（四）不停止销售依法应当召回的农药。

第五十八条 农药经营者有下列行为之一的，由县级以上地方人民政府农业主管部门责令改正；拒不改正或者情节严重的，处2 000元以上2万元以下罚款，并由发证机关吊销农药经营许可证：

（一）不执行农药采购台账、销售台账制度；

（二）在卫生用农药以外的农药经营场所内经营食品、食用农产品、饲料等；

（三）未将卫生用农药与其他商品分柜销售；

（四）不履行农药废弃物回收义务。

第五十九条　境外企业直接在中国销售农药的，由县级以上地方人民政府农业主管部门责令停止销售，没收违法所得、违法经营的农药和用于违法经营的工具、设备等，违法经营的农药货值金额不足 5 万元的，并处 5 万元以上 50 万元以下罚款，货值金额 5 万元以上的，并处货值金额 10 倍以上 20 倍以下罚款，由发证机关吊销农药登记证。

取得农药登记证的境外企业向中国出口劣质农药情节严重或者出口假农药的，由国务院农业主管部门吊销相应的农药登记证。

第六十条　农药使用者有下列行为之一的，由县级人民政府农业主管部门责令改正，农药使用者为农产品生产企业、食品和食用农产品仓储企业、专业化病虫害防治服务组织和从事农产品生产的农民专业合作社等单位的，处 5 万元以上 10 万元以下罚款，农药使用者为个人的，处 1 万元以下罚款；构成犯罪的，依法追究刑事责任：

（一）不按照农药的标签标注的使用范围、使用方法和剂量、使用技术要求和注意事项、安全间隔期使用农药；

（二）使用禁用的农药；

（三）将剧毒、高毒农药用于防治卫生害虫，用于蔬菜、瓜果、茶叶、菌类、中草药材生产或者用于水生植物的病虫害防治；

（四）在饮用水水源保护区内使用农药；

（五）使用农药毒鱼、虾、鸟、兽等；

（六）在饮用水水源保护区、河道内丢弃农药、农药包装物或者清洗施药器械。

有前款第二项规定的行为的，县级人民政府农业主管部门还应当没收禁用的农药。

第六十一条　农产品生产企业、食品和食用农产品仓储企业、专业化病虫害防治服务组织和从事农产品生产的农民专业合作社等不执行农药使用记录制度的，由县级人民政府农业主管部门责令改

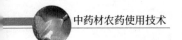

正；拒不改正或者情节严重的，处 2 000 元以上 2 万元以下罚款。

第六十二条 伪造、变造、转让、出租、出借农药登记证、农药生产许可证、农药经营许可证等许可证明文件的，由发证机关收缴或者予以吊销，没收违法所得，并处 1 万元以上 5 万元以下罚款；构成犯罪的，依法追究刑事责任。

第六十三条 未取得农药生产许可证生产农药，未取得农药经营许可证经营农药，或者被吊销农药登记证、农药生产许可证、农药经营许可证的，其直接负责的主管人员 10 年内不得从事农药生产、经营活动。

农药生产企业、农药经营者招用前款规定的人员从事农药生产、经营活动的，由发证机关吊销农药生产许可证、农药经营许可证。

被吊销农药登记证的，国务院农业主管部门 5 年内不再受理其农药登记申请。

第六十四条 生产、经营的农药造成农药使用者人身、财产损害的，农药使用者可以向农药生产企业要求赔偿，也可以向农药经营者要求赔偿。属于农药生产企业责任的，农药经营者赔偿后有权向农药生产企业追偿；属于农药经营者责任的，农药生产企业赔偿后有权向农药经营者追偿。

第八章　附　则

第六十五条 申请农药登记的，申请人应当按照自愿有偿的原则，与登记试验单位协商确定登记试验费用。

第六十六条 本条例自 2017 年 6 月 1 日起施行。

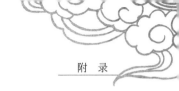

附录 2　农药登记管理办法

中华人民共和国农业部令 2017 年 第 3 号

《农药登记管理办法》已经农业部 2017 年第 6 次常务会议审议通过，现予公布，自 2017 年 8 月 1 日起施行。

部长　韩长赋

2017 年 6 月 21 日

第一章　总　　则

第一条　为了规范农药登记行为，加强农药登记管理，保证农药的安全性、有效性，根据《农药管理条例》，制定本办法。

第二条　在中华人民共和国境内生产、经营、使用的农药，应当取得农药登记。

未依法取得农药登记证的农药，按照假农药处理。

第三条　农业部负责全国农药登记管理工作，组织成立农药登记评审委员会，制定农药登记评审规则。

农业部所属的负责农药检定工作的机构负责全国农药登记具体工作。

第四条　省级人民政府农业主管部门（以下简称省级农业部门）负责受理本行政区域内的农药登记申请，对申请资料进行审查，提出初审意见。

省级农业部门负责农药检定工作的机构（以下简称省级农药检定机构）协助做好农药登记具体工作。

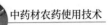

第五条　农药登记应当遵循科学、公平、公正、高效和便民的原则。

第六条　鼓励和支持登记安全、高效、经济的农药，加快淘汰对农业、林业、人畜安全、农产品质量安全和生态环境等风险高的农药。

第二章　基本要求

第七条　农药名称应当使用农药的中文通用名称或者简化中文通用名称，植物源农药名称可以用植物名称加提取物表示。直接使用的卫生用农药的名称用功能描述词语加剂型表示。

第八条　农药有效成分含量、剂型的设定应当符合提高质量、保护环境和促进农业可持续发展的原则。

制剂产品的配方应当科学、合理、方便使用。相同有效成分和剂型的单制剂产品，含量梯度不超过三个。混配制剂的有效成分不超过两种，除草剂、种子处理剂、信息素等有效成分不超过三种。有效成分和剂型相同的混配制剂，配比不超过三个，相同配比的总含量梯度不超过三个。不经稀释或者分散直接使用的低有效成分含量农药单独分类。有关具体要求，由农业部另行制定。

第九条　农业部根据农药助剂的毒性和危害性，适时公布和调整禁用、限用助剂名单及限量。

使用时需要添加指定助剂的，申请农药登记时，应当提交相应的试验资料。

第十条　农药产品的稀释倍数或者使用浓度，应当与施药技术相匹配。

第十一条　申请人提供的相关数据或者资料，应当能够满足风险评估的需要，产品与已登记产品在安全性、有效性等方面相当或者具有明显优势。

对申请登记产品进行审查，需要参考已登记产品风险评估结果

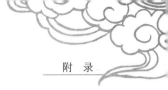

时，遵循最大风险原则。

第十二条　申请人应当同时提交纸质文件和电子文档，并对所提供资料的真实性、合法性负责。

第三章　申请与受理

第十三条　申请人应当是农药生产企业、向中国出口农药的企业或者新农药研制者。

农药生产企业，是指已经取得农药生产许可证的境内企业。向中国出口农药的企业（以下简称境外企业），是指将在境外生产的农药向中国出口的企业。新农药研制者，是指在我国境内研制开发新农药的中国公民、法人或者其他组织。

多个主体联合研制的新农药，应当明确其中一个主体作为申请人，并说明其他合作研制机构，以及相关试验样品同质性的证明材料。其他主体不得重复申请。

第十四条　境内申请人向所在地省级农业部门提出农药登记申请。境外企业向农业部提出农药登记申请。

第十五条　申请人应当提交产品化学、毒理学、药效、残留、环境影响等试验报告、风险评估报告、标签或者说明书样张、产品安全数据单、相关文献资料、申请表、申请人资质证明、资料真实性声明等申请资料。

农药登记申请资料应当真实、规范、完整、有效，具体要求由农业部另行制定。

第十六条　登记试验报告应当由农业部认定的登记试验单位出具，也可以由与中国政府有关部门签署互认协定的境外相关实验室出具；但药效、残留、环境影响等与环境条件密切相关的试验以及中国特有生物物种的登记试验应当在中国境内完成。

第十七条　申请新农药登记的，应当同时提交新农药原药和新农药制剂登记申请，并提供农药标准品。

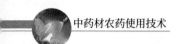

自新农药登记之日起六年内，其他申请人提交其自己所取得的或者新农药登记证持有人授权同意的数据申请登记的，按照新农药登记申请。

第十八条　农药登记证持有人独立拥有的符合登记资料要求的完整登记资料，可以授权其他申请人使用。

按照《农药管理条例》第十四条规定转让农药登记资料的，由受让方凭双方的转让合同及符合登记资料要求的登记资料申请农药登记。

第十九条　农业部或者省级农业部门对申请人提交的申请资料，应当根据下列情况分别作出处理：

（一）不需要农药登记的，即时告知申请者不予受理；

（二）申请资料存在错误的，允许申请者当场更正；

（三）申请资料不齐全或者不符合法定形式的，应当当场或者在五个工作日内一次告知申请者需要补正的全部内容，逾期不告知的，自收到申请资料之日起即为受理；

（四）申请资料齐全、符合法定形式，或者申请者按照要求提交全部补正资料的，予以受理。

第四章　审查与决定

第二十条　省级农业部门应当自受理申请之日起二十个工作日内对申请人提交的资料进行初审，提出初审意见，并报送农业部。初审不通过的，可以根据申请人意愿，书面通知申请人并说明理由。

第二十一条　农业部自受理申请或者收到省级农业部门报送的申请资料和初审意见后，应当在九个月内完成产品化学、毒理学、药效、残留、环境影响、标签样张等的技术审查工作，并将审查意见提交农药登记评审委员会评审。

第二十二条　农药登记评审委员会在收到技术审查意见后，按

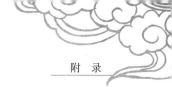

照农药登记评审规则提出评审意见。

第二十三条　农药登记申请受理后，申请人可以撤回登记申请，并在补充完善相关资料后重新申请。

农业部根据农药登记评审委员会意见，可以要求申请人补充资料。

第二十四条　在登记审查和评审期间，申请人提交的登记申请的种类以及其所依照的技术要求和审批程序，不因为其他申请人在此期间取得农药登记证而发生变化。

新农药获得批准后，已经受理的其他申请人的新农药登记申请，可以继续按照新农药登记审批程序予以审查和评审。其他申请人也可以撤回该申请，重新提出登记申请。

第二十五条　农业部自收到评审意见之日起二十个工作日内作出审批决定。符合条件的，核发农药登记证；不符合条件的，书面通知申请人并说明理由。

第二十六条　农药登记证由农业部统一印制。

第五章　变更与延续

第二十七条　农药登记证有效期为五年。

第二十八条　农药登记证有效期内有下列情形之一的，农药登记证持有人应当向农业部申请变更：

（一）改变农药使用范围、使用方法或者使用剂量的；

（二）改变农药有效成分以外组成成分的；

（三）改变产品毒性级别的；

（四）原药产品有效成分含量发生改变的；

（五）产品质量标准发生变化的；

（六）农业部规定的其他情形。

变更农药登记证持有人的，应当提交相关证明材料，向农业部申请换发农药登记证。

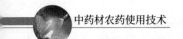

第二十九条　有效期届满，需要继续生产农药或者向中国出口农药的，应当在有效期届满九十日前申请延续。逾期未申请延续的，应当重新申请登记。

第三十条　申请变更或者延续的，由农药登记证持有人向农业部提出，填写申请表并提交相关资料。

第三十一条　农业部应当在六个月内完成登记变更审查，形成审查意见，提交农药登记评审委员会评审，并自收到评审意见之日起二十个工作日内作出审批决定。符合条件的，准予登记变更，登记证号及有效期不变；不符合条件的，书面通知申请人并说明理由。

第三十二条　农业部对登记延续申请资料进行审查，在有效期届满前作出是否延续的决定。审查中发现安全性、有效性出现隐患或者风险的，提交农药登记评审委员会评审。

第六章　风险监测与评价

第三十三条　省级以上农业部门应当建立农药安全风险监测制度，组织农药检定机构、植保机构对已登记农药的安全性和有效性进行监测、评价。

第三十四条　监测内容包括农药对农业、林业、人畜安全、农产品质量安全、生态环境等的影响。

有下列情形之一的，应当组织开展评价：

（一）发生多起农作物药害事故的；

（二）靶标生物抗性大幅升高的；

（三）农产品农药残留多次超标的；

（四）出现多起对蜜蜂、鸟、鱼、蚕、虾、蟹等非靶标生物、天敌生物危害事件的；

（五）对地下水、地表水和土壤等产生不利影响的；

（六）对农药使用者或者接触人群、畜禽等产生健康危害的。

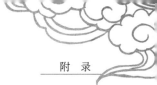

省级农业部门应当及时将监测、评价结果报告农业部。

第三十五条 农药登记证持有人应当收集分析农药产品的安全性、有效性变化和产品召回、生产使用过程中事故发生等情况。

第三十六条 对登记十五年以上的农药品种，农业部根据生产使用和产业政策变化情况，组织开展周期性评价。

第三十七条 发现已登记农药对农业、林业、人畜安全、农产品质量安全、生态环境等有严重危害或者较大风险的，农业部应当组织农药登记评审委员会进行评审，根据评审结果撤销或者变更相应农药登记证，必要时决定禁用或者限制使用并予以公告。

第七章 监督管理

第三十八条 有下列情形之一的，农业部或者省级农业部门不予受理农药登记申请；已经受理的，不予批准：

（一）申请资料的真实性、完整性或者规范性不符合要求；

（二）申请人不符合本办法第十三条规定的资格要求；

（三）申请人被列入国家有关部门规定的严重失信单位名单并限制其取得行政许可；

（四）申请登记农药属于国家有关部门明令禁止生产、经营、使用或者农业部依法不再新增登记的农药；

（五）登记试验不符合《农药管理条例》第九条第三款、第十条规定；

（六）应当不予受理或者批准的其他情形。

申请人隐瞒有关情况或者提交虚假农药登记资料和试验样品的，一年内不受理其申请；已批准登记的，撤销农药登记证，三年内不受理其申请。被吊销农药登记证的，五年内不受理其申请。

第三十九条 对提交虚假资料和试验样品的，农业部将申请人的违法信息列入诚信档案，并予以公布。

第四十条 有下列情形之一的，农业部注销农药登记证，并予

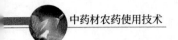

以公布：

（一）有效期届满未延续的；

（二）农药登记证持有人依法终止或者不具备农药登记申请人资格的；

（三）农药登记资料已经依法转让的；

（四）应当注销农药登记证的其他情形。

第四十一条　农业部推进农药登记信息平台建设，逐步实行网上办理登记申请和受理，通过农业部网站或者发布农药登记公告，公布农药登记证核发、延续、变更、撤销、注销情况以及有关的农药产品质量标准号、残留限量规定、检验方法、经核准的标签等信息。

第四十二条　农药登记评审委员会组成人员在农药登记评审中谋取不正当利益的，农业部将其从农药登记评审委员会除名；属于国家工作人员的，提请有关部门依法予以处分；构成犯罪的，依法追究刑事责任。

第四十三条　农业部、省级农业部门及其负责农药登记工作人员，应当依法履行职责，科学、客观、公正地提出审查和评审意见，对申请人提交的登记资料和尚未公开的审查、评审结果、意见负有保密义务；与申请人或者其产品（资料）具有利害关系的，应当回避；不得参与农药生产、经营活动。

第四十四条　农药登记工作人员不依法履行职责，滥用职权、徇私舞弊，索取、收受他人财物，或者谋取其他利益的，依法给予处分；自处分决定作出之日起，五年内不得从事农药登记工作。

第四十五条　任何单位和个人发现有违反本办法规定情形的，有权向农业部或者省级农业部门举报。农业部或者省级农业部门应当及时核实、处理，并为举报人保密。经查证属实，并对生产安全起到积极作用或者挽回损失较大的，按照国家有关规定予以表彰或者奖励。

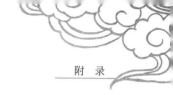

第八章 附 则

第四十六条 用于特色小宗作物的农药登记，实行群组化扩大使用范围登记管理，特色小宗作物的范围由农业部规定。

尚无登记农药可用的特色小宗作物或者新的有害生物，省级农业部门可以根据当地实际情况，在确保风险可控的前提下，采取临时用药措施，并报农业部备案。

第四十七条 本办法下列用语的含义是：

（一）新农药，是指含有的有效成分尚未在中国批准登记的农药，包括新农药原药（母药）和新农药制剂。

（二）原药，是指在生产过程中得到的由有效成分及有关杂质组成的产品，必要时可加入少量的添加剂。

（三）母药，是指在生产过程中得到的由有效成分及有关杂质组成的产品，可含有少量必需的添加剂和适当的稀释剂。

（四）制剂，是指由农药原药（母药）和适宜的助剂加工成的，或者由生物发酵、植物提取等方法加工而成的状态稳定的农药产品。

（五）助剂，是指除有效成分以外，任何被添加在农药产品中，本身不具有农药活性和有效成分功能，但能够或者有助于提高、改善农药产品理化性能的单一组分或者多个组分的物质。

第四十八条 仅供境外使用农药的登记管理由农业部另行规定。

第四十九条 本办法自 2017 年 8 月 1 日起施行。

2017 年 6 月 1 日之前，已经取得的农药临时登记证到期不予延续；已经受理尚未作出审批决定的农药登记申请，按照《农药管理条例》有关规定办理。

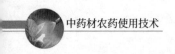

附录3　农药生产许可管理办法

中华人民共和国农业部令 2017 年第 4 号

《农药生产许可管理办法》已经农业部 2017 年第 6 次常务会议审议通过，现予公布，自 2017 年 8 月 1 日起施行。

部长　韩长赋
2017 年 6 月 21 日

第一章　总　则

第一条　为了规范农药生产行为，加强农药生产管理，保证农药产品质量，根据《农药管理条例》，制定本办法。

第二条　本办法所称农药生产，包括农药原药（母药）生产、制剂加工或者分装。

第三条　农药生产许可的申请、审查、核发和监督管理，适用本办法。

第四条　农业部负责监督指导全国农药生产许可管理工作，制定生产条件要求和审查细则。

省级人民政府农业主管部门（以下简称省级农业部门）负责受理申请、审查并核发农药生产许可证。

县级以上地方农业部门应当加强本行政区域内的农药生产监督管理工作。

第五条　农药生产许可实行一企一证管理，一个农药生产企业只核发一个农药生产许可证。

第六条 农药生产应当符合国家产业政策，不得生产国家淘汰的产品，不得采用国家淘汰的工艺、装置、原材料从事农药生产，不得新增国家限制生产的产品或者国家限制的工艺、装置、原材料从事农药生产。

第七条 各级农业部门应当加强农药生产许可信息化建设。农业部加快建设全国统一的农药管理信息平台，逐步实现农药生产许可证的申请、受理、审核、核发和打印在农药管理信息平台统一进行。地方农业部门应当及时上传、更新农药生产许可、监督管理等信息。

第二章　申请与审查

第八条 从事农药生产的企业，应当具备下列条件：

（一）符合国家产业政策；

（二）有符合生产工艺要求的管理、技术、操作、检验等人员；

（三）有固定的生产厂址；

（四）有布局合理的厂房，新设立化学农药生产企业或者非化学农药生产企业新增化学农药生产范围的，应当在省级以上化工园区内建厂；新设立非化学农药生产企业、家用卫生杀虫剂企业或者化学农药生产企业新增原药（母药）生产范围的，应当进入地市级以上化工园区或者工业园区；

（五）有与生产农药相适应的自动化生产设备、设施，有利用产品可追溯电子信息码从事生产、销售的设施；

（六）有专门的质量检验机构，齐全的质量检验仪器和设备，完整的质量保证体系和技术标准；

（七）有完备的管理制度，包括原材料采购、工艺设备、质量控制、产品销售、产品召回、产品储存与运输、安全生产、职业卫生、环境保护、农药废弃物回收与处置、人员培训、文件与记录等管理制度；

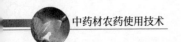

（八）农业部规定的其他条件。

安全生产、环境保护等法律、法规对企业生产条件有其他规定的，农药生产企业还应当遵守其规定，并主动接受相关管理部门监管。

第九条 申请农药生产许可证的，应当向生产所在地省级农业部门提交以下材料：

（一）农药生产许可证申请书；

（二）企业营业执照复印件；

（三）法定代表人（负责人）身份证明及基本情况；

（四）主要管理人员、技术人员、检验人员简介及资质证件复印件，以及从事农药生产相关人员基本情况；

（五）生产厂址所在区域的说明及生产布局平面图、土地使用权证或者租赁证明；

（六）所申请生产农药原药（母药）或者制剂剂型的生产装置工艺流程图、生产装置平面布置图、生产工艺流程图和工艺说明，以及相对应的主要厂房、设备、设施和保障正常运转的辅助设施等名称、数量、照片；

（七）所申请生产农药原药（母药）或者制剂剂型的产品质量标准及主要检验仪器设备清单；

（八）产品质量保证体系文件和管理制度；

（九）按照产品质量保证体系文件和管理制度要求，所申请农药的三批次试生产运行原始记录；

（十）申请材料真实性、合法性声明；

（十一）农业部规定的其他材料。

申请材料应当同时提交纸质文件和电子文档。

第十条 省级农业部门对申请人提交的申请材料，应当根据下列情况分别作出处理：

（一）不需要取得农药生产许可的，即时告知申请者不予受理；

（二）申请材料存在错误的，允许申请者当场更正；

（三）申请材料不齐全或者不符合法定形式的，应当当场或者在五个工作日内一次告知申请者需要补正的全部内容，逾期不告知的，自收到申请材料之日起即为受理；

（四）申请材料齐全、符合法定形式，或者申请者按照要求提交全部补正材料的，予以受理。

第十一条 省级农业部门应当对申请材料书面审查和技术评审，必要时应当进行实地核查，自受理申请之日起二十个工作日内作出是否核发生产许可证的决定。符合条件的，核发农药生产许可证；不符合条件的，书面通知申请人并说明理由。

技术评审可以组织农药管理、生产、质量控制等方面的专业人员进行，所需时间不计算许可期限内，不得超过九十日。

第十二条 农药生产许可证式样及相关表格格式由农业部统一制定。

农药生产许可证应当载明许可证编号、生产企业名称、统一社会信用代码、住所、法定代表人（负责人）、生产范围、生产地址、有效期等事项。

农药生产许可证编号规则为：农药生许＋省份简称＋顺序号（四位数）。

农药生产许可证的生产范围按照下列规定进行标注：

（一）原药（母药）品种；

（二）制剂剂型，同时区分化学农药或者非化学农药。

第三章 变更与延续

第十三条 农药生产许可证有效期为五年。农药生产许可证有效期内，企业名称、住所、法定代表人（负责人）发生变化或者缩小生产范围的，应当自发生变化之日起三十日内向省级农业部门提出变更申请，并提交变更申请表和相关证明等材料。

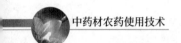

省级农业部门应当自受理申请之日起二十个工作日内作出审批决定。符合条件的，予以变更；不符合条件的，书面通知申请人并说明理由。

第十四条 农药生产企业扩大生产范围或者改变生产地址的，应当按照本办法的规定重新申请农药生产许可证。化学农药生产企业改变生产地址的，还应当进入市级以上化工园区或者工业园区。

新增生产地址的，按新设立农药生产企业要求办理。

第十五条 农药生产许可证有效期届满，需要继续生产农药的，农药生产企业应当在有效期届满九十日前向省级农业部门申请延续。

第十六条 申请农药生产许可证延续的，应当提交申请书、生产情况报告等材料。省级农业部门对申请材料进行审查，未在规定期限内提交申请或者不符合农药生产企业条件要求的，不予延续。

第十七条 农药生产许可证遗失、损坏的，应当说明原因并提供相关证明材料，及时向所在地省级农业部门申请补发。

第四章　监督检查

第十八条 农药生产企业应当按照产品质量标准和生产许可证的规定组织生产，确保农药产品与登记农药一致，对农药产品质量负责。

农药生产企业在其农药生产许可范围内，依据《农药管理条例》第十九条的规定，可以接受新农药研制者和其他农药生产企业的委托，加工或者分装农药；也可以接受向中国出口农药的企业委托，分装农药。

第十九条 农药生产企业应当在每季度结束之日起十五日内，将上季度生产销售数据上传至农业部规定的农药管理信息平台。委托加工、分装农药的，由委托方报送。

第二十条 县级以上地方农业部门应当加强对农药生产企业的

监督检查，定期调查统计农药生产情况，建立农药生产诚信档案并予以公布。

第二十一条　有下列情形之一的，由省级农业部门依法吊销农药生产许可证：

（一）生产假农药的；

（二）生产劣质农药情节严重的；

（三）不再符合农药生产许可条件继续生产农药且逾期拒不整改或者整改后仍不符合要求的；

（四）违反《农药管理条例》第五十三条、五十四条规定情形的；

（五）转让、出租、出借农药生产许可证的；

（六）招用《农药管理条例》第六十三条第一款规定人员从事农药生产活动的；

（七）依法应当吊销农药生产许可证的其他情形。

第二十二条　有下列情形之一的，由省级农业部门依法撤销农药生产许可证：

（一）发证机关工作人员滥用职权、玩忽职守作出准予农药生产许可决定的；

（二）发证机关违反法定程序作出准予农药生产许可决定的；

（三）发证机关对不具备申请资格或者不符合法定条件的申请人准予农药生产许可的；

（四）申请人以欺骗、贿赂等不正当手段取得农药生产许可的；

（五）依法应当撤销农药生产许可的其他情形。

第二十三条　有下列情形之一的，由省级农业部门依法注销农药生产许可证：

（一）企业申请注销的；

（二）企业主体资格依法终止的；

（三）农药生产许可有效期届满未申请延续的；

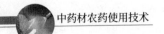

（四）农药生产许可依法被撤回、撤销、吊销的；

（五）依法应当注销的其他情形。

第二十四条 有下列情形之一的，按未取得农药生产许可证处理：

（一）超过农药生产许可证有效期继续生产农药的；

（二）超过农药生产许可范围生产农药的；

（三）未经批准擅自改变生产地址生产农药的；

（四）委托已取得农药生产许可证的企业超过农药生产许可范围加工或者分装农药的；

（五）应当按照未取得农药生产许可证处理的其他情形。

第二十五条 农业部加强对省级农业部门实施农药生产许可的监督检查，及时纠正农药生产许可审批中的违规行为。发现有关工作人员有违规行为的，应当责令改正；依法应当给予处分的，向其任免机关或者监察机关提出处分建议。

第二十六条 县级以上农业部门及其工作人员有下列行为之一的，责令改正；对负有责任的领导人员和直接责任人员调查处理；依法给予处分；构成犯罪的，依法追究刑事责任：

（一）不履行农药生产监督管理职责，所辖行政区域的违法农药生产活动造成重大损失或者恶劣社会影响；

（二）对不符合条件的申请人准予生产许可或者对符合条件的申请人拒不准予生产许可；

（三）参与农药生产、经营活动；

（四）有其他徇私舞弊、滥用职权、玩忽职守行为。

第二十七条 任何单位和个人发现违法从事农药生产活动的，有权向农业部门举报，农业部门应当及时核实、处理，严格为举报人保密。经查证属实，并对生产安全起到积极作用或者挽回损失较大的，按照国家有关规定予以表彰或者奖励。

第二十八条 农药生产企业违法从事农药生产活动的，按照

《农药管理条例》的规定处罚；构成犯罪的，依法追究刑事责任。

第五章　附　则

第二十九条　本办法中化学农药是指利用化学物质人工合成的农药。

第三十条　本办法自 2017 年 8 月 1 日起实施。

在本办法实施前已取得农药生产批准证书或者农药生产许可证的农药生产企业，可以在有效期内继续生产相应的农药产品。有效期届满，需要继续生产农药的，农药生产企业应当在有效期届满九十日前，按照本办法的规定，向省级农业部门申请农药生产许可证。

在本办法实施前已取得农药登记证但未取得农药生产批准证书或者农药生产许可证，需要继续生产农药的，应当在本办法实施之日起两年内取得农药生产许可证。

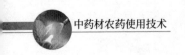

附录 4 农药经营许可管理办法

中华人民共和国农业部令 2017 年 第 5 号

《农药经营许可管理办法》已经农业部 2017 年第 6 次常务会议审议通过，现予公布，自 2017 年 8 月 1 日起施行。

部长 韩长赋

2017 年 6 月 21 日

第一章 总 则

第一条 为了规范农药经营行为，加强农药经营许可管理，根据《农药管理条例》，制定本办法。

第二条 农药经营许可的申请、审查、核发和监督管理，适用本办法。

第三条 在中华人民共和国境内销售农药的，应当取得农药经营许可证。

第四条 农业部负责监督指导全国农药经营许可管理工作。

限制使用农药经营许可由省级人民政府农业主管部门（以下简称省级农业部门）核发；其他农药经营许可由县级以上地方人民政府农业主管部门（以下简称县级以上地方农业部门）根据农药经营者的申请分别核发。

第五条 农药经营许可实行一企一证管理，一个农药经营者只核发一个农药经营许可证。

第六条 县级以上地方农业部门应当加强农药经营许可信息化

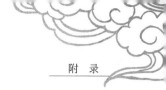

管理，及时将农药经营许可、监督管理等信息上传至农业部规定的农药管理信息平台。

第二章　申请与受理

第七条　农药经营者应当具备下列条件：

（一）有农学、植保、农药等相关专业中专以上学历或者专业教育培训机构五十六学时以上的学习经历，熟悉农药管理规定，掌握农药和病虫害防治专业知识，能够指导安全合理使用农药的经营人员；

（二）有不少于三十平方米的营业场所、不少于五十平方米的仓储场所，并与其他商品、生活区域、饮用水源有效隔离；兼营其他农业投入品的，应当具有相对独立的农药经营区域；

（三）营业场所和仓储场所应当配备通风、消防、预防中毒等设施，有与所经营农药品种、类别相适应的货架、柜台等展示、陈列的设施设备；

（四）有可追溯电子信息码扫描识别设备和用于记载农药购进、储存、销售等电子台账的计算机管理系统；

（五）有进货查验、台账记录、安全管理、安全防护、应急处置、仓储管理、农药废弃物回收与处置、使用指导等管理制度和岗位操作规程；

（六）农业部规定的其他条件。

经营限制使用农药的，还应当具备下列条件：

（一）有熟悉限制使用农药相关专业知识和病虫害防治的专业技术人员，并有两年以上从事农学、植保、农药相关工作的经历；

（二）有明显标识的销售专柜、仓储场所及其配套的安全保障设施、设备；

（三）符合省级农业部门制定的限制使用农药的定点经营布局。

农药经营者的分支机构也应当符合本条第一款、第二款的相关

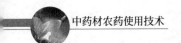

规定。限制使用农药经营者的分支机构经营限制使用农药的，应当符合限制使用农药定点经营规定。

第八条　申请农药经营许可证的，应当向县级以上地方农业部门提交以下材料：

（一）农药经营许可证申请表；

（二）法定代表人（负责人）身份证明复印件；

（三）经营人员的学历或者培训证明；

（四）营业场所和仓储场所地址、面积、平面图等说明材料及照片；

（五）计算机管理系统、可追溯电子信息码扫描设备、安全防护、仓储设施等清单及照片；

（六）有关管理制度目录及文本；

（七）申请材料真实性、合法性声明；

（八）农业部规定的其他材料。

申请材料应当同时提交纸质文件和电子文档。

第九条　县级以上地方农业部门对申请人提交的申请材料，应当根据下列情况分别作出处理：

（一）不需要农药经营许可的，即时告知申请者不予受理；

（二）申请材料存在错误的，允许申请者当场更正；

（三）申请材料不齐全或者不符合法定形式的，应当当场或者在五个工作日内一次告知申请者需要补正的全部内容，逾期不告知的，自收到申请材料之日起即为受理；

（四）申请材料齐全、符合法定形式，或者申请者按照要求提交全部补正材料的，予以受理。

第三章　审查与决定

第十条　县级以上地方农业部门应当对农药经营许可申请材料进行审查，必要时进行实地核查或者委托下级农业主管部门进行实

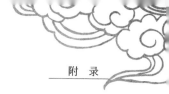

地核查。

第十一条 县级以上地方农业部门应当自受理之日起二十个工作日内作出审批决定。符合条件的,核发农药经营许可证;不符合条件的,书面通知申请人并说明理由。

第十二条 农药经营许可证应当载明许可证编号、经营者名称、住所、营业场所、仓储场所、经营范围、有效期、法定代表人(负责人)、统一社会信用代码等事项。

经营者设立分支机构的,还应当注明分支机构的营业场所和仓储场所地址等事项。

农药经营许可证编号规则为:农药经许 + 省份简称 + 发证机关代码 + 经营范围代码 + 顺序号(四位数)。

经营范围按照农药、农药(限制使用农药除外)分别标注。

农药经营许可证式样由农业部统一制定。

第四章 变更与延续

第十三条 农药经营许可证有效期为五年。农药经营许可证有效期内,改变农药经营者名称、法定代表人(负责人)、住所、调整分支机构,或者减少经营范围的,应当自发生变化之日起三十日内向原发证机关提出变更申请,并提交变更申请表和相关证明等材料。

原发证机关应当自受理变更申请之日起二十个工作日内办理。符合条件的,重新核发农药经营许可证;不符合条件的,书面通知申请人并说明理由。

第十四条 经营范围增加限制使用农药或者营业场所、仓储场所地址发生变更的,应当按照本办法的规定重新申请农药经营许可证。

第十五条 农药经营许可证有效期届满,需要继续经营农药的,农药经营者应当在有效期届满九十日前向原发证机关申请

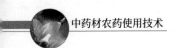

延续。

第十六条 申请农药经营许可证延续的，应当向原发证机关提交申请表、农药经营情况综合报告等材料。

第十七条 原发证机关对申请材料进行审查，未在规定期限内提交申请或者不符合农药经营条件要求的，不予延续。

第十八条 农药经营许可证遗失、损坏的，应当说明原因并提供相关证明材料，及时向原发证机关申请补发。

第五章 监督检查

第十九条 有下列情形之一的，不需要取得农药经营许可证：

（一）专门经营卫生用农药的；

（二）农药经营者在发证机关管辖的行政区域内设立分支机构的；

（三）农药生产企业在其生产场所范围内销售本企业生产的农药，或者向农药经营者直接销售本企业生产农药的。

第二十条 农药经营者应当将农药经营许可证置于营业场所的醒目位置，并按照《农药管理条例》规定，建立采购、销售台账，向购买人询问病虫害发生情况，必要时应当实地查看病虫害发生情况，科学推荐农药，正确说明农药的使用范围、使用方法和剂量、使用技术要求和注意事项，不得误导购买人。

限制使用农药的经营者应当为农药使用者提供用药指导，并逐步提供统一用药服务。

第二十一条 限制使用农药不得利用互联网经营。利用互联网经营其他农药的，应当取得农药经营许可证。

超出经营范围经营限制使用农药，或者利用互联网经营限制使用农药的，按照未取得农药经营许可证处理。

第二十二条 农药经营者应当在每季度结束之日起十五日内，将上季度农药经营数据上传至农业部规定的农药管理信息平台或者通过其他形式报发证机关备案。

农药经营者设立分支机构的，应当在农药经营许可证变更后三十日内，向分支机构所在地县级农业部门备案。

第二十三条　县级以上地方农业部门应当对农药经营情况进行监督检查，定期调查统计农药销售情况，建立农药经营诚信档案并予以公布。

第二十四条　县级以上地方农业部门发现农药经营者不再符合规定条件的，应当责令其限期整改；逾期拒不整改或者整改后仍不符合规定条件的，发证机关吊销其农药经营许可证。

第二十五条　有下列情形之一的，发证机关依法注销农药经营许可证：

（一）农药经营者申请注销的；

（二）主体资格依法终止的；

（三）农药经营许可有效期届满未申请延续的；

（四）农药经营许可依法被撤回、撤销、吊销的；

（五）依法应当注销的其他情形。

第二十六条　县级以上地方农业部门及其工作人员应当依法履行农药经营许可管理职责，自觉接受农药经营者和社会监督。

第二十七条　上级农业部门应当加强对下级农业部门农药经营许可管理工作的监督，发现有关工作人员有违规行为的，应当责令改正；依法应当给予处分的，向其任免机关或者监察机关提出处分建议。

第二十八条　县级以上农业部门及其工作人员有下列行为之一的，责令改正；对负有责任的领导人员和直接责任人员调查处理；依法给予处分；构成犯罪的，依法追究刑事责任：

（一）不履行农药经营监督管理职责，所辖行政区域的违法农药经营活动造成重大损失或者恶劣社会影响；

（二）对不符合条件的申请人准予经营许可或者对符合条件的

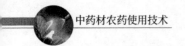

申请人拒不准予经营许可；

（三）参与农药生产、经营活动；

（四）有其他徇私舞弊、滥用职权、玩忽职守行为。

第二十九条 任何单位和个人发现违法从事农药经营活动的，有权向农业部门举报，农业部门应当及时核实、处理，严格为举报人保密。经查证属实，并对生产安全起到积极作用或者挽回损失较大的，按照国家有关规定予以表彰或者奖励。

第三十条 农药经营者违法从事农药经营活动的，按照《农药管理条例》的规定处罚；构成犯罪的，依法追究刑事责任。

第六章　附　则

第三十一条 本办法自 2017 年 8 月 1 日起施行。

2017 年 6 月 1 日前已从事农药经营活动的，应当自本办法施行之日起一年内达到本办法规定的条件，并依法申领农药经营许可证。

在本办法施行前已按有关规定取得农药经营许可证的，可以在有效期内继续从事农药经营活动，但经营限制使用农药的应当重新申请农药经营许可证；有效期届满，需要继续经营农药的，应当在有效期届满九十日前，按本办法的规定，重新申请农药经营许可证。

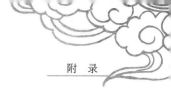

附录 5　农药登记试验管理办法

中华人民共和国农业部令 2017 年 第 6 号

《农药登记试验管理办法》已经农业部 2017 年第 6 次常务会议审议通过，现予公布，自 2017 年 8 月 1 日起施行。

部长　韩长赋

2017 年 6 月 21 日

第一章　总　则

第一条　为了保证农药登记试验数据的完整性、可靠性和真实性，加强农药登记试验管理，根据《农药管理条例》，制定本办法。

第二条　申请农药登记的，应当按照本办法进行登记试验。

开展农药登记试验的，申请人应当报试验所在地省级人民政府农业主管部门（以下简称省级农业部门）备案；新农药的登记试验，还应当经农业部审查批准。

第三条　农业部负责新农药登记试验审批、农药登记试验单位认定及登记试验的监督管理，具体工作由农业部所属的负责农药检定工作的机构承担。

省级农业部门负责本行政区域的农药登记试验备案及相关监督管理工作，具体工作由省级农业部门所属的负责农药检定工作的机构承担。

第四条　省级农业部门应当加强农药登记试验监督管理信息化建设，及时将登记试验备案及登记试验监督管理信息上传至农业部

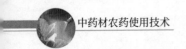

规定的农药管理信息平台。

第二章　试验单位认定

第五条　申请承担农药登记试验的机构，应当具备下列条件：

（一）具有独立的法人资格，或者经法人授权同意申请并承诺承担相应法律责任；

（二）具有与申请承担登记试验范围相匹配的试验场所、环境设施条件、试验设施和仪器设备、样品及档案保存设施等；

（三）具有与其确立了合法劳动或者录用关系，且与其所申请承担登记试验范围相适应的专业技术和管理人员；

（四）建立完善的组织管理体系，配备机构负责人、质量保证部门负责人、试验项目负责人、档案管理员、样品管理员和相应的试验与工作人员等；

（五）符合农药登记试验质量管理规范，并制定了相应的标准操作规程；

（六）有完成申请试验范围相关的试验经历，并按照农药登记试验质量管理规范运行六个月以上；

（七）农业部规定的其他条件。

第六条　申请承担农药登记试验的机构应当向农业部提交以下资料：

（一）农药登记试验单位考核认定申请书；

（二）法人资格证明复印件，或者法人授权书；

（三）组织机构设置与职责；

（四）试验机构质量管理体系文件（标准操作规程）清单；

（五）试验场所、试验设施、实验室等证明材料以及仪器设备清单；

（六）专业技术和管理人员名单及相关证明材料；

（七）按照农药登记试验质量管理规范要求运行情况的说明，

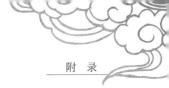

典型试验报告及其相关原始记录复印件。

申请资料应当同时提交纸质文件和电子文档。

第七条　农业部对申请人提交的资料进行审查，材料不齐全或者不符合法定形式的，应当当场或者在五个工作日内一次告知申请者需要补正的全部内容；申请资料齐全、符合法定形式，或者按照要求提交全部补正资料的，予以受理。

第八条　农业部对申请资料进行技术评审，所需时间不计算审批期限内，不得超过六个月。

第九条　技术评审包括资料审查和现场检查。

资料审查主要审查申请人组织机构、试验条件与能力匹配性、质量管理体系及相关材料的完整性、真实性和适宜性。

现场检查主要对申请人质量管理体系运行情况、试验设施设备条件、试验能力等情况进行符合性检查。

具体评审规则由农业部另行制定。

第十条　农业部根据评审结果在二十个工作日内作出审批决定，符合条件的，颁发农药登记试验单位证书；不符合条件的，书面通知申请人并说明理由。

第十一条　农药登记试验单位证书有效期为五年，应当载明试验单位名称、法定代表人（负责人）、住所、实验室地址、试验范围、证书编号、有效期等事项。

第十二条　农药登记试验单位证书有效期内，农药登记试验单位名称、法定代表人（负责人）名称或者住所发生变更的，应当向农业部提出变更申请，并提交变更申请表和相关证明等材料。农业部应当自受理变更申请之日起二十个工作日内作出变更决定。

第十三条　农药登记试验单位证书有效期内，有下列情形之一的，应当向农业部重新申请：

（一）试验单位机构分设或者合并的；

（二）实验室地址发生变化或者设施条件发生重大变化的；

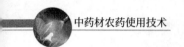

（三）试验范围增加的；

（四）其他事项。

第十四条 农药登记试验单位证书有效期届满，需要继续从事农药登记试验的，应当在有效期届满六个月前，向农业部重新申请。

第十五条 农药登记试验单位证书遗失、损坏的，应当说明原因并提供相关证明材料，及时向农业部申请补发。

第三章　试验备案与审批

第十六条 开展农药登记试验之前，申请人应当向登记试验所在地省级农业部门备案。备案信息包括备案人、产品概述、试验项目、试验地点、试验单位、试验时间、安全防范措施等。

第十七条 开展新农药登记试验的，应当向农业部提出申请，并提交以下资料：

（一）新农药登记试验申请表；

（二）境内外研发及境外登记情况；

（三）试验范围、试验地点（试验区域）及相关说明；

（四）产品化学信息及产品质量符合性检验报告；

（五）毒理学信息；

（六）作物安全性信息；

（七）环境安全信息；

（八）试验过程中存在或者可能存在的安全隐患；

（九）试验过程需要采取的安全性防范措施；

（十）申请人身份证明文件。

申请资料应当同时提交纸质文件和电子文档。

第十八条 农业部对申请人提交的申请资料，应当根据下列情况分别作出处理：

（一）农药登记试验不需要批准的，即时告知申请者不予受理；

（二）申请资料存在错误的，允许申请者当场更正；

（三）申请资料不齐全或者不符合法定形式的，应当当场或者在五个工作日内一次告知申请者需要补正的全部内容，逾期不告知的，自收到申请资料之日起即为受理；

（四）申请资料齐全、符合法定形式，或者申请者按照要求提交全部补正资料的，予以受理。

第十九条　农业部应当自受理之日起四十个工作日内对试验安全风险及其防范措施进行审查，作出审批决定。符合条件的，准予登记试验，颁发新农药登记试验批准证书；不符合条件的，书面通知申请人并说明理由。

第二十条　新农药登记试验批准证书应当载明试验申请人、农药名称、剂型、有效成分及含量、试验范围，试验证书编号及有效期等事项。

新农药登记试验批准证书式样由农业部制定。证书编号规则为"SY+年号+顺序号"，年号为证书核发年份，用四位阿拉伯数字表示；顺序号用三位阿拉伯数字表示。

新农药登记试验批准证书有效期五年。五年之内未开展试验的，应当重新申请。

第四章　登记试验基本要求

第二十一条　农药登记试验样品应当是成熟定型的产品，具有产品鉴别方法、质量控制指标和检测方法。

申请人应当对试验样品的真实性和一致性负责。

第二十二条　申请人应当将试验样品提交所在地省级农药检定机构进行封样，提供农药名称、有效成分及其含量、剂型、样品生产日期、规格与数量、储存条件、质量保证期等信息，并附具产品质量符合性检验报告及相关谱图。

第二十三条　所封试验样品由省级农药检定机构和申请人各留

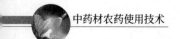

存一份，保存期限不少于两年，其余样品由申请人送至登记试验单位开展试验。

第二十四条　封存试验样品不足以满足试验需求或者试验样品已超过保存期限，仍需要进行试验的，申请人应当按本办法规定重新封存样品。

第二十五条　申请人应当向农药登记试验单位提供试验样品的农药名称、含量、剂型、生产日期、储存条件、质量保证期等信息及安全风险防范措施。属于新农药的，还应当提供新农药登记试验批准证书复印件。

农药登记试验单位应当查验封样完整性、样品信息符合性。

第二十六条　农药登记试验单位接受申请人委托开展登记试验的，应当与申请人签订协议，明确双方权利与义务。

第二十七条　农药登记试验应当按照法定农药登记试验技术准则和方法进行。尚无法定技术准则和方法的，由申请人和登记试验单位协商确定，且应当保证试验的科学性和准确性。

农药登记试验过程出现重大安全风险时，试验单位应当立即停止试验，采取相应措施防止风险进一步扩大，并报告试验所在地省级农业部门，通知申请人。

第二十八条　试验结束后，农药登记试验单位应当按照协议约定，向申请人出具规范的试验报告。

第二十九条　农药登记试验单位应当将试验计划、原始数据、标本、留样被试物和对照物、试验报告及与试验有关的文字材料保存至试验结束后至少七年，期满后可移交申请人保存。申请人应当保存至农药退市后至少五年。

质量容易变化的标本、被试物和对照物留样样品等，其保存期应以能够进行有效评价为期限。

试验单位应当长期保存组织机构、人员、质量保证部门检查记录、主计划表、标准操作规程等试验机构运行与质量管理记录。

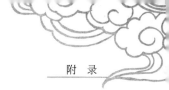

第五章　监督检查

第三十条　省级农业部门、农业部对农药登记试验单位和登记试验过程进行监督检查，重点检查以下内容：

（一）试验单位资质条件变化情况；

（二）重要试验设备、设施情况；

（三）试验地点、试验项目等备案信息是否相符；

（四）试验过程是否遵循法定的技术准则和方法；

（五）登记试验安全风险及其防范措施的落实情况；

（六）其他不符合农药登记试验质量管理规范要求或者影响登记试验质量的情况。

发现试验过程存在难以控制安全风险的，应当及时责令停止试验或者终止试验，并及时报告农业部。

发现试验单位不再符合规定条件的，应当责令改进或者限期整改，逾期拒不整改或者整改后仍达不到规定条件的，由农业部撤销其试验单位证书。

第三十一条　农药登记试验单位应当每年向农业部报送本年度执行农药登记试验质量管理规范的报告。

第三十二条　省级以上农业部门应当组织对农药登记试验所封存的农药试验样品的符合性和一致性进行监督检查，并及时将监督检查发现的问题报告农业部。

第三十三条　农药登记试验单位出具虚假登记试验报告的，依照《农药管理条例》第五十一条的规定处罚。

第六章　附　则

第三十四条　现有农药登记试验单位无法承担的试验项目，由农业部指定的单位承担。

第三十五条　本办法自 2017 年 8 月 1 日起施行。

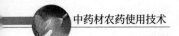

在本办法施行前农业部公布的农药登记试验单位，在有效期内可继续从事农药登记试验；有效期届满，需要继续从事登记试验的，应当按照本办法的规定申请试验单位认定。

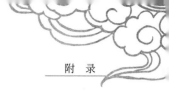

附录6　农药标签和说明书管理办法

中华人民共和国农业部令 2017 年第 7 号

《农药标签和说明书管理办法》已经农业部 2017 年第 6 次常务会议审议通过，现予公布，自 2017 年 8 月 1 日起施行。

部 长　韩长赋

2017 年 6 月 21 日

第一章　总　则

第一条　为了规范农药标签和说明书的管理，保证农药使用的安全，根据《农药管理条例》，制定本办法。

第二条　在中国境内经营、使用的农药产品应当在包装物表面印制或者贴有标签。产品包装尺寸过小、标签无法标注本办法规定内容的，应当附具相应的说明书。

第三条　本办法所称标签和说明书，是指农药包装物上或者附于农药包装物的，以文字、图形、符号说明农药内容的一切说明物。

第四条　农药登记申请人应当在申请农药登记时提交农药标签样张及电子文档。附具说明书的农药，应当同时提交说明书样张及电子文档。

第五条　农药标签和说明书由农业部核准。农业部在批准农药登记时公布经核准的农药标签和说明书的内容、核准日期。

第六条　标签和说明书的内容应当真实、规范、准确，其文字、符号、图形应当易于辨认和阅读，不得擅自以粘贴、剪切、涂

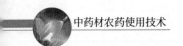

改等方式进行修改或者补充。

第七条 标签和说明书应当使用国家公布的规范化汉字，可以同时使用汉语拼音或者其他文字。其他文字表述的含义应当与汉字一致。

第二章 标注内容

第八条 农药标签应当标注下列内容：

（一）农药名称、剂型、有效成分及其含量；

（二）农药登记证号、产品质量标准号以及农药生产许可证号；

（三）农药类别及其颜色标志带、产品性能、毒性及其标识；

（四）使用范围、使用方法、剂量、使用技术要求和注意事项；

（五）中毒急救措施；

（六）储存和运输方法；

（七）生产日期、产品批号、质量保证期、净含量；

（八）农药登记证持有人名称及其联系方式；

（九）可追溯电子信息码；

（十）像形图；

（十一）农业部要求标注的其他内容。

第九条 除第八条规定内容外，下列农药标签标注内容还应当符合相应要求：

（一）原药（母药）产品应当注明"本品是农药制剂加工的原材料，不得用于农作物或者其他场所。"且不标注使用技术和使用方法。但是，经登记批准允许直接使用的除外；

（二）限制使用农药应当标注"限制使用"字样，并注明对使用的特别限制和特殊要求；

（三）用于食用农产品的农药应当标注安全间隔期，但属于第十八条第三款所列情形的除外；

（四）杀鼠剂产品应当标注规定的杀鼠剂图形；

（五）直接使用的卫生用农药可以不标注特征颜色标志带；

（六）委托加工或者分装农药的标签还应当注明受托人的农药生产许可证号、受托人名称及其联系方式和加工、分装日期；

（七）向中国出口的农药可以不标注农药生产许可证号，应当标注其境外生产地，以及在中国设立的办事机构或者代理机构的名称及联系方式。

第十条　农药标签过小，无法标注规定全部内容的，应当至少标注农药名称、有效成分含量、剂型、农药登记证号、净含量、生产日期、质量保证期等内容，同时附具说明书。说明书应当标注规定的全部内容。

登记的使用范围较多，在标签中无法全部标注的，可以根据需要，在标签中标注部分使用范围，但应当附具说明书并标注全部使用范围。

第十一条　农药名称应当与农药登记证的农药名称一致。

第十二条　联系方式包括农药登记证持有人、企业或者机构的住所和生产地的地址、邮政编码、联系电话、传真等。

第十三条　生产日期应当按照年、月、日的顺序标注，年份用四位数字表示，月、日分别用两位数表示。产品批号包含生产日期的，可以与生产日期合并表示。

第十四条　质量保证期应当规定在正常条件下的质量保证期限，质量保证期也可以用有效日期或者失效日期表示。

第十五条　净含量应当使用国家法定计量单位表示。特殊农药产品，可根据其特性以适当方式表示。

第十六条　产品性能主要包括产品的基本性质、主要功能、作用特点等。对农药产品性能的描述应当与农药登记批准的使用范围、使用方法相符。

第十七条　使用范围主要包括适用作物或者场所、防治对象。使用方法是指施用方式。

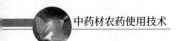

　　使用剂量以每亩使用该产品的制剂量或者稀释倍数表示。种子处理剂的使用剂量采用每 100 公斤种子使用该产品的制剂量表示。特殊用途的农药，使用剂量的表述应当与农药登记批准的内容一致。

　　第十八条　使用技术要求主要包括施用条件、施药时期、次数、最多使用次数，对当茬作物、后茬作物的影响及预防措施，以及后茬仅能种植的作物或者后茬不能种植的作物、间隔时间等。

　　限制使用农药，应当在标签上注明施药后设立警示标志，并明确人畜允许进入的间隔时间。

　　安全间隔期及农作物每个生产周期的最多使用次数的标注应当符合农业生产、农药使用实际。下列农药标签可以不标注安全间隔期：

　　（一）用于非食用作物的农药；

　　（二）拌种、包衣、浸种等用于种子处理的农药；

　　（三）用于非耕地（牧场除外）的农药；

　　（四）用于苗前土壤处理剂的农药；

　　（五）仅在农作物苗期使用一次的农药；

　　（六）非全面撒施使用的杀鼠剂；

　　（七）卫生用农药；

　　（八）其他特殊情形。

　　第十九条　毒性分为剧毒、高毒、中等毒、低毒、微毒五个级别，分别用""标识和"剧毒"字样、""标识和"高毒"字样、""标识和"中等毒"字样、" "标识、"微毒"字样标注。标识应当为黑色，描述文字应当为红色。

　　由剧毒、高毒农药原药加工的制剂产品，其毒性级别与原药的最高毒性级别不一致时，应当同时以括号标明其所使用的原药的最高毒性级别。

　　第二十条　注意事项应当标注以下内容：

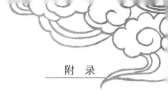

（一）对农作物容易产生药害，或者对病虫容易产生抗性的，应当标明主要原因和预防方法；

（二）对人畜、周边作物或者植物、有益生物（如蜜蜂、鸟、蚕、蚯蚓、天敌及鱼、水蚤等水生生物）和环境容易产生不利影响的，应当明确说明，并标注使用时的预防措施、施用器械的清洗要求；

（三）已知与其他农药等物质不能混合使用的，应当标明；

（四）开启包装物时容易出现药剂撒漏或者人身伤害的，应当标明正确的开启方法；

（五）施用时应当采取的安全防护措施；

（六）国家规定禁止的使用范围或者使用方法等。

第二十一条 中毒急救措施应当包括中毒症状及误食、吸入、眼睛溅入、皮肤沾附农药后的急救和治疗措施等内容。

有专用解毒剂的，应当标明，并标注医疗建议。

剧毒、高毒农药应当标明中毒急救咨询电话。

第二十二条 储存和运输方法应当包括储存时的光照、温度、湿度、通风等环境条件要求及装卸、运输时的注意事项，并标明"置于儿童接触不到的地方"、"不能与食品、饮料、粮食、饲料等混合储存"等警示内容。

第二十三条 农药类别应当采用相应的文字和特征颜色标志带表示。

不同类别的农药采用在标签底部加一条与底边平行的、不褪色的特征颜色标志带表示。

除草剂用"除草剂"字样和绿色带表示；杀虫(螨、软体动物)剂用"杀虫剂"或者"杀螨剂"、"杀软体动物剂"字样和红色带表示；杀菌(线虫)剂用"杀菌剂"或者"杀线虫剂"字样和黑色带表示；植物生长调节剂用"植物生长调节剂"字样和深黄色带表示；杀鼠剂用"杀鼠剂"字样和蓝色带表示；杀虫/杀菌剂用

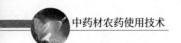
"杀虫／杀菌剂"字样、红色和黑色带表示。农药类别的描述文字应当镶嵌在标志带上，颜色与其形成明显反差。其他农药可以不标注特征颜色标志带。

第二十四条　可追溯电子信息码应当以二维码等形式标注，能够扫描识别农药名称、农药登记证持有人名称等信息。信息码不得含有违反本办法规定的文字、符号、图形。

可追溯电子信息码格式及生成要求由农业部另行制定。

第二十五条　像形图包括储存像形图、操作像形图、忠告像形图、警告像形图。像形图应当根据产品安全使用措施的需要选择，并按照产品实际使用的操作要求和顺序排列，但不得代替标签中必要的文字说明。

第二十六条　标签和说明书不得标注任何带有宣传、广告色彩的文字、符号、图形，不得标注企业获奖和荣誉称号。法律、法规或者规章另有规定的，从其规定。

第三章　制作、使用和管理

第二十七条　每个农药最小包装应当印制或者贴有独立标签，不得与其他农药共用标签或者使用同一标签。

第二十八条　标签上汉字的字体高度不得小于 1.8 毫米。

第二十九条　农药名称应当显著、突出，字体、字号、颜色应当一致，并符合以下要求：

（一）对于横版标签，应当在标签上部三分之一范围内中间位置显著标出；对于竖版标签，应当在标签右部三分之一范围内中间位置显著标出；

（二）不得使用草书、篆书等不易识别的字体，不得使用斜体、中空、阴影等形式对字体进行修饰；

（三）字体颜色应当与背景颜色形成强烈反差；

（四）除因包装尺寸的限制无法同行书写外，不得分行书写。

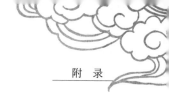

除"限制使用"字样外，标签其他文字内容的字号不得超过农药名称的字号。

第三十条 有效成分及其含量和剂型应当醒目标注在农药名称的正下方（横版标签）或者正左方（竖版标签）相邻位置（直接使用的卫生用农药可以不再标注剂型名称），字体高度不得小于农药名称的二分之一。

混配制剂应当标注总有效成分含量以及各有效成分的中文通用名称和含量。各有效成分的中文通用名称及含量应当醒目标注在农药名称的正下方（横版标签）或者正左方（竖版标签），字体、字号、颜色应当一致，字体高度不得小于农药名称的二分之一。

第三十一条 农药标签和说明书不得使用未经注册的商标。

标签使用注册商标的，应当标注在标签的四角，所占面积不得超过标签面积的九分之一，其文字部分的字号不得大于农药名称的字号。

第三十二条 毒性及其标识应当标注在有效成分含量和剂型的正下方（横版标签）或者正左方（竖版标签），并与背景颜色形成强烈反差。

像形图应当用黑白两种颜色印刷，一般位于标签底部，其尺寸应当与标签的尺寸相协调。

安全间隔期及施药次数应当醒目标注，字号大于使用技术要求其他文字的字号。

第三十三条 "限制使用"字样，应当以红色标注在农药标签正面右上角或者左上角，并与背景颜色形成强烈反差，其字号不得小于农药名称的字号。

第三十四条 标签中不得含有虚假、误导使用者的内容，有下列情形之一的，属于虚假、误导使用者的内容：

（一）误导使用者扩大使用范围、加大用药剂量或者改变使用方法的；

（二）卫生用农药标注适用于儿童、孕妇、过敏者等特殊人群的文字、符号、图形等；

（三）夸大产品性能及效果、虚假宣传、贬低其他产品或者与其他产品相比较，容易给使用者造成误解或者混淆的；

（四）利用任何单位或者个人的名义、形象作证明或者推荐的；

（五）含有保证高产、增产、铲除、根除等断言或者保证，含有速效等绝对化语言和表示的；

（六）含有保险公司保险、无效退款等承诺性语言的；

（七）其他虚假、误导使用者的内容。

第三十五条 标签和说明书上不得出现未经登记批准的使用范围或者使用方法的文字、图形、符号。

第三十六条 除本办法规定应当标注的农药登记证持有人、企业或者机构名称及其联系方式之外，标签不得标注其他任何企业或者机构的名称及其联系方式。

第三十七条 产品毒性、注意事项、技术要求等与农药产品安全性、有效性有关的标注内容经核准后不得擅自改变，许可证书编号、生产日期、企业联系方式等产品证明性、企业相关性信息由企业自主标注，并对真实性负责。

第三十八条 农药登记证持有人变更标签或者说明书有关产品安全性和有效性内容的，应当向农业部申请重新核准。

农业部应当在三个月内作出核准决定。

第三十九条 农业部根据监测与评价结果等信息，可以要求农药登记证持有人修改标签和说明书，并重新核准。

农药登记证载明事项发生变化的，农业部在作出准予农药登记变更决定的同时，对其农药标签予以重新核准。

第四十条 标签和说明书重新核准三个月后，不得继续使用原标签和说明书。

第四十一条 违反本办法的，依照《农药管理条例》有关规定

处罚。

第四章　附　则

第四十二条　本办法自 2017 年 8 月 1 日起施行。2007 年 12 月 8 日农业部公布的《农药标签和说明书管理办法》同时废止。

现有产品标签或者说明书与本办法不符的，应当自 2018 年 1 月 1 日起使用符合本办法规定的标签和说明书。

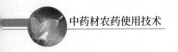

附录 7　农药安全使用规范总则

中华人民共和国农业行业标准，NY/T 1276-2007

中华人民共和国农业部 2007-04-17 发布，2007-07-01 实施

1　范围

本标准规定了使用农药人员的安全防护和安全操作的要求。

本标准适用于农业使用农药人员。

2　规范性引用文件

下列文件中的条款通过本标准的引用而成为本标准的条款。凡是注日期的引用文件，其随后所有的修改单（不包括勘误的内容）或修订版均不适用于本标准。然而，鼓励根据本标准达成协议的各方研究是否可使用这些文件的最新版本。凡是不注日期的引用文件，其最新版本适用于本标准。

GB 12475 农药贮运、销售和使用的防毒规程

NY 608 农药产品标签通则

3　术语和定义

下列术语和定义适用于本标准。

3.1　持效期 pesticide duration　农药施用后，能够有效控制农作物病、虫、草和其他有害生物为害所持续的时间。

3.2　安全使用间隔期 preharvest interval　最后一次施药至作物收获时安全允许间隔的天数。

3.3　农药残留 pesticide residue　农药使用后在农产品和环境中

的农药活性成分及其在性质上和数量上有毒理学意义的代谢或降解、转化产物。

3.4 用药量 formulation rate 单位面积上施用农药制剂的体积或质量。

3.5 施药液量 spray volume 单位面积上喷施药液的体积。

3.6 低容量喷雾 low volume spray 每公顷施药液量在 50~200 L（大田作物）或 200~500 L（树木或灌木林）的喷雾方法。

3.7 高容量喷雾 high volume spray 每公顷施药液量在 600 L 以上（大田作物）或 1 000L 以上（树木或灌木林）的喷雾方法。也称常规喷雾法。

4 农药选择

4.1 按照国家政策和有关法规规定选择

4.1.1 应按照农药产品登记的防治对象和安全使用间隔期选择农药。

4.1.2 严禁选用国家禁止生产、使用的农药；选择限用的农药应按照有关规定；不得选择剧毒、高毒农药用于蔬菜、茶叶、果树、中药材等作物和防治卫生害虫。

4.2 根据防治对象选择

4.2.1 施药前应调查病、虫、草和其他有害生物发生情况，对不能识别和不能确定的，应查阅相关资料或咨询有关专家，明确防治对象并获得指导性防治意见后，根据防治对象选择合适的农药品种。

4.2.2 病、虫、草和其他有害生物单一发生时，应选择对防治对象专一性强的农药品种；混合发生时，应选择对防治对象有效的农药。

4.2.3 在一个防治季节应选择不同作用机理的农药品种交替使用。

4.3 根据农作物和生态环境安全要求选择

4.3.1 应选择对处理作物、周边作物和后茬作物安全的农药品种。

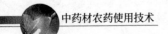

4.3.2　应选择对天敌和其他有益生物安全的农药品种。

4.3.3　应选择对生态环境安全的农药品种。

5　农药购买

　　购买农药应到具有农药经营资格的经营点，购药后应索取购药凭证或发票。所购买的农药应具有符合 NY 608 要求的标签以及符合要求的农药包装。

6　农药配制

6.1　量取

6.1.1　量取方法

6.1.1.1　准确核定施药面积，根据农药标签推荐的农药使用剂量或植保技术人员的推荐，计算用药量和施药液量。

6.1.1.2　准确量取农药，量具专用。

6.1.2　安全操作

6.1.2.1　量取和称量农药应在避风处操作。

6.1.2.2　所有称量器具在使用后都要清洗，冲洗后的废液应在远离居所、水源和作物的地点妥善处理。用于量取农药的器皿不得作其他用途。

6.1.2.3　在量取农药后，封闭原农药包装并将其安全贮存。农药在使用前应始终保存在其原包装中。

6.2　配制

6.2.1　场所　应选择在远离水源、居所、畜牧栏等场所。

6.2.2　时间　应现用现配，不宜久置；短时存放时，应密封并安排专人保管。

6.2.3　操作

6.2.3.1　应根据不同的施药方法和防治对象、作物种类和生长时期确定施药液量。

6.2.3.2 应选择没有杂质的清水配制农药，不应用配制农药的器具直接取水，药液不应超过额定容量。

6.2.3.3 应根据农药剂型，按照农药标签推荐的方法配制农药。

6.2.3.4 应采用"二次法"进行操作：

（1）用水稀释的农药：先用少量水将农药制剂稀释成"母液"，然后再将"母液"进一步稀释至所需要的浓度。

（2）用固体载体稀释的农药：应先用少量稀释载体（细土、细沙、固体肥料等）将农药制剂均匀稀释成"母粉"，然后再进一步稀释至所需要的用量。

6.2.3.5 配制现混现用的农药，应按照农药标签上的规定或在技术人员的指导下进行操作。

7 农药施用

7.1 施药时间

7.1.1 根据病、虫、草和其他有害生物发生程度和药剂本身性能，结合植保部门的病虫情报信息，确定是否施药和施药适期。

7.1.2 不应在高温、雨天及风力大于 3 级时施药。

7.2 施药器械

7.2.1 施药器械的选择

7.2.1.1 应综合考虑防治对象、防治场所、作物种类和生长情况、农药剂型、防治方法、防治规模等情况：

（1）小面积喷洒农药宜选择手动喷雾器。

（2）较大面积喷洒农药宜选用背负机动气力喷雾机，果园宜采用风送弥雾机。

（3）大面积喷洒农药宜选用喷杆喷雾机或飞机。

7.2.1.2 应选择正规厂家生产、经国家质检部门检测合格的药械。

7.2.1.3 应根据病、虫、草和其他有害生物防治需要和施药器械类型选择合适的喷头，定期更换磨损的喷头：

（1）喷洒除草剂和生长调节剂应采用扇形雾喷头或激射式喷头。

（2）喷洒杀虫剂和杀菌剂宜采用空心圆锥雾喷头或扇形雾喷头。

（3）禁止在喷杆上混用不同类型的喷头。

7.2.2 施药器械的检查与校准

7.2.2.1 施药作业前，应检查施药器械的压力部件、控制部件。喷雾器（机）截止阀应能够自如扳动，药液箱盖上的进气孔应畅通，各接口部分没有滴漏情况。

7.2.2.2 在喷雾作业开始前、喷雾机具检修后、拖拉机更换车轮后或者安装新的喷头时，应对喷雾机具进行校准，校准因子包括行走速度、喷幅以及药液流量和压力。

7.2.3 施药机械的维护

7.2.3.1 施药作业结束后，应仔细清洗机具，并进行保养。存放前应对可能锈蚀的部件涂防锈黄油。

7.2.3.2 喷雾器（机）喷洒除草剂后，必须用加有清洗剂的清水彻底清洗干净（至少清洗三遍）。

7.2.3.3 保养后的施药器械应放在干燥通风的库房内，切勿靠近火源，避免露天存放或与农药、酸、碱等腐蚀性物质存放在一起。

7.3 施药方法

应按照农药产品标签或说明书规定，根据农药作用方式、农药剂型、作物种类和防治对象及其生物行为情况选择合适的施药方法。施药方法包括喷雾、撒颗粒、喷粉、拌种、熏蒸、涂抹、注射、灌根、毒饵等。

7.4 安全操作

7.4.1 田间施药作业

7.4.1.1 应根据风速（力）和施药器械喷洒部件确定有效喷幅，并测定喷头流量，按以下公式计算出作业时的行走速度：

$$V=\left[Q/(q\times B)\right]\times 10$$

式中：V——行走速度，米/秒（m/s）；Q——喷头流量，毫升/秒（mL/s）；q——农艺上要求的施药液量，升/公顷（L/hm²）；B——喷雾时的有效喷幅，米（m）。

7.4.1.2　应根据施药机械喷幅和风向确定田间作业行走路线。使用喷雾机具施药时，作业人员应站在上风向，顺风隔行前进或逆风退行两边喷洒，严禁逆风前行喷洒农药和在施药区穿行。

7.4.1.3　背负机动气力喷雾机宜采用降低容量喷雾方法，不应将喷头直接对着作物喷雾和沿前进方向摇摆喷洒。

7.4.1.4　使用手动喷雾器喷洒除草剂时，喷头一定要加装防护罩，对准有害杂草喷施。喷洒除草剂的药械宜专用，喷雾压力应在0.3 MPa以下。

7.4.1.5　喷杆喷雾机应具有三级过滤装置，末级过滤器的滤网孔对角线尺寸应小于喷孔直径的2/3。

7.4.1.6　施药过程中遇喷头堵塞等情况时，应立即关闭截止阀，先用清水冲洗喷头，然后戴着乳胶手套进行故障排除，用毛刷疏通喷孔，严禁用嘴吹吸喷头和滤网。

7.4.2　设施内施药作业

7.4.2.1　采用喷雾法施药时，宜采用低容量喷雾法，不宜采用高容量喷雾法。

7.4.2.2　采用烟雾法、粉尘法、电热熏蒸法等施药时，应在傍晚封闭棚室后进行，次日应通风1小时后人员方可进入。

7.4.2.3　采用土壤熏蒸法进行消毒处理期间，人员不得进入棚室。

7.4.2.4　热烟雾机在使用时和使用后半个小时内，应避免触摸机身。

8　安全防护

8.1　**人员**　配制和施用农药人员应身体健康，经过专业技术培训，具备一定的植保知识。严禁儿童、老人、体弱多病者、经期、孕

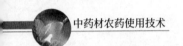

期、哺乳期妇女参与上述活动。

8.2 防护 配制和施用农药时应穿戴必要的防护用品，严禁用手直接接触农药，谨防农药进入眼睛、接触皮肤或吸入体内。应按照GB 12475 的规定执行。

9 农药施用后

9.1 警示标志 施过农药的地块要树立警示标志，在农药的持效期内禁止放牧和采摘，施药后 24 h 内禁止进入。

9.2 剩余农药的处理

9.2.1 未用完农药制剂 应保存在其原包装中，并密封贮存于上锁的地方，不得用其他容器盛装，严禁用空饮料瓶分装剩余农药。

9.2.2 未喷完药液（粉） 在该农药标签许可的情况下，可再将剩余药液用完。对于少量的剩余药液，应妥善处理。

9.3 废容器和废包装的处理

9.3.1 处理方法 玻璃瓶应冲洗 3 次，砸碎后掩埋；金属罐和金属桶应冲洗 3 次，砸扁后掩埋；塑料容器应冲洗 3 次，砸碎后掩埋或烧毁；纸包装应烧毁或掩埋。

9.3.2 安全注意事项

9.3.2.1 焚烧农药废容器和废包装应远离居所和作物，操作人员不得站在烟雾中，应阻止儿童接近。

9.3.2.2 掩埋废容器和废包装应远离水源和居所。

9.3.2.3 不能及时处理的废农药容器和废包装应妥善保管，应阻止儿童和牲畜接触。

9.3.2.4 不应用废农药容器盛装其他农药，严禁用作人、畜饮食用具。

9.4 清洁与卫生

9.4.1 施药器械的清洗 不应在小溪、河流或池塘等水源中冲洗或洗涮施药器械，洗涮过施药器械的水应倒在远离居民点、水源和

作物的地方。

9.4.2 防护服的清洗

9.4.2.1 施药作业结束后，应立即脱下防护服及其他防护用具，装入事先准备好的塑料袋中带回处理。

9.4.2.2 带回的各种防护服、用具、手套等物品，应立即清洗 2~3 遍，晾干存放。

9.4.3 施药人员的清洁 施药作业结束后，应及时用肥皂和清水清洗身体，并更换干净衣服。

9.5 **用药档案记录** 每次施药应记录天气状况、作物种类、用药时间、药剂品种、防治对象、用药量、兑水量、喷洒药液量、施用面积、防治效果、安全性。

10 农药中毒现场急救

10.1 中毒者自救

10.1.1 施药人员如果将农药溅入眼睛内或皮肤上，应及时用大量干净、清凉的水冲洗数次或携带农药标签前往医院就诊。

10.1.2 施药人员如果出现头痛、头昏、恶心、呕吐等农药中毒症状，应立即停止作业，离开施药现场，脱掉污染衣服或携带农药标签前往医院就诊。

10.2 中毒者救治

10.2.1 发现施药人员中毒后，应将中毒者放在阴凉、通风的地方，防止受热或受凉。

10.2.2 应带上引起中毒的农药标签立即将中毒者送至最近的医院采取医疗措施救治。

10.2.3 如果中毒者出现停止呼吸现象，应立即对中毒者施以人工呼吸。

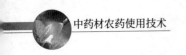

附录8　绿色食品　农药使用准则

中华人民共和国农业行业标准，NY/T 393-2013（代替 NY/T 393-2000）

中华人民共和国农业部 2013-12-13 发布，2014-04-01 实施

前言

本标准按照 GB/T1.1-2009 给出的规则起草。

本标准代替 NY/T 393-2000《绿色食品 农药使用准则》。与 NY/T 393-2000 相比，除编辑性修改外主要技术变化如下：

——增设引言；

——修改本标准的适用范围为绿色食品和仓储（见第 1 章）；

——删除 6 个术语定义，同时修改了其他 2 个术语定义（见第 3 章）；

——将原标准第 5 章悬置段中有害生物综合防治原则方面的内容单独设为一章，并修改相关内容（见第 4 章）；

——将可使用的农药种类从原准许和禁用混合制改为单纯的准许清单制，删除原第 4 章"允许使用的农药种类"、原第 5 章中有关农药选用的内容和原附录 A，设"农药选用"一章规定农药的选用原则，将"绿色食品生产允许使用的农药和其他植保产品清单"以附录的形式给出（见第 5 章和附录 A）；

——将原第 5 章的标题"使用准则"改为"农药使用规范"，增加了关于施药时机和方式方面的规定，并修改关于施药剂量（或浓度），施药次数和安全间隔期的规定（见第 6 章）；

——增设"绿色食品农药残留要求"一章，并修改残留限量要求（见第 7 章）；

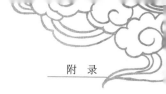

本标准由农业部农产品质量安全监管局提出。

本标准由中国绿色食品发展中心归口。

本标准起草单位：浙江省农业科学院农产品质量标准研究所、中国绿色食品发展中心、中国农业大学理学院、农业部农产品及转基因产品质量安全监督检验测试中心（杭州）

本标准主要起草人：张志恒、王强、潘灿平、刘艳辉、陈倩、李振、于国光、袁玉伟、孙彩霞、杨桂玲、徐丽红、郑蔚然、蔡铮

本标准的历次版本情况为：

——NY/T 393-2000

引言

绿色食品是指铲子优良生态环境、按照绿色食品标准生产、实行全程质量控制并获得绿色食品标志使用权的安全、优质食用农产品及相关产品。规范绿色食品生产中的农药使用行为，是保证绿色食品符合性的一个重要方面。

NY/T393-2000 在绿色食品的生产和管理中发挥了重要作用。但 10 多年来，国内外在安全农药开发等方面的研究取得了很大进展，有效地促进了农药的更新换代；且农药风险评估技术方法、评估结论以及使用规范等方面的相关标准法规也出现了很大的变化，同时，随着绿色食品产业的发展，对绿色食品的认识趋于深化，在此过程中积累了很多实际经验。为了更好地规范绿色食品生产中的农药使用，有必要对 NY/T393-2000 进行修订。

本次修订充分遵循了绿色食品对安全优质、环境保护和可持续发展的要求，将绿色食品生产中的农药使用更为严格地限于农业有害生物综合防治的需要，并采用准许清单制进一步明确允许使用的农药品种。允许使用农药清单的制定以国内外权威机构的风险评估数据和结论为依据，按照低风险原则选择农药种类，其中，化学合

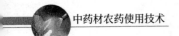

成农药筛选评估时采用的慢性膳食摄入风险安全系数比国际上的一般要求提高 5 倍。

1 范围

本标准规定了绿色食品生产和仓储中有害生物防治原则、农药选用、农药使用规范和绿色食品农药残留要求。

本标准适用于绿色食品的生产和仓储。

2 规范性引用文件

下列文件对于本文件的应用是必不可少的。凡是注日期的引用文件，仅注日期的版本适用于本文件。凡是不注日期的引用文件，其最新版本（包括所有的修改单）适用于本文件。

GB 2763 食品安全国家标准食品中农药最大残留限量

GB/T 8321（所有部分）农药合理使用准则

GB 12475 农药贮运、销售和使用的防毒规程

NY/T 391 绿色食品产地环境质量

NY/T 1667（所有部分）农药登记管理术语

3 术语和定义

NY/T 1667 界定的及下列术语和定义适用于本文件。

3.1 AA 级绿色食品 AA grade green food

产地环境质量符合 NY/T 391 的要求，遵照绿色食品生产标准生产，生产过程中遵循自然规律和生态学原理，协调种植业和养殖业的平衡，不使用化学合成的肥料、农药、兽药、渔药、添加剂等物质，产品质量符合绿色食品产品标准，经专门机构许可使用绿色食品标志的产品。

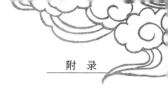

3.2 A 级绿色食品 A grade green food

产地环境质量符合 NY/T 391 的要求，遵照绿色食品生产标准生产，生产过程中遵循自然规律和生态学原理，协调种植业和养殖业的平衡，限量使用限定的化学合成生产资料，产品质量符合绿色食品产品标准，经专门机构许可使用绿色食品标志的产品。

4 有害生物防治原则

绿色食品生产中有害生物的防治应遵循以下原则：

——以保持和优化农业生态系统为基础：建立有利于各类天敌繁衍和不利于病虫草害孳生的环境条件，提高生物多样性，维持农业生态系统的平衡；

——优先采用农业措施：如抗病虫品种、种子种苗检疫、培育壮苗、加强栽培管理、中耕除草、耕翻晒垡、清洁田园、轮作倒茬、间作套种等；

——尽量利用物理和生物措施：如用灯光、色彩诱杀害虫，机械捕捉害虫，释放害虫天敌，机械或人工除草等；

——必要时合理使用低风险农药：如没有足够有效的农业、物理和生物措施，在确保人员、产品和环境安全的前提下按照第5、6 章的规定，配合使用低风险的农药。

5 农药选用

5.1 所选用的农药应符合相关的法律法规，并获得国家农药登记许可。

5.2 应选择对主要防治对象有效的低风险农药品种，提倡兼治和不同作用机理农药交替使用。

5.3 农药剂型宜选用悬浮剂、微囊悬浮剂、水剂、水乳剂、微乳剂、颗粒剂、水分散粒剂和可溶性粒剂等环境友好型剂型。

5.4 AA 级绿色食品生产应按照附录 A 第 A.1 章的规定选用农药

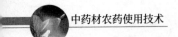

及其他植物保护产品。

5.5 A级绿色食品生产应按照附录 A 的规定，优先从表 A.1 中选用农药。在表 A.1 所列农药不能满足有害生物防治需要时，还可适量使用第 A.2 章所列的农药。

6 农药使用规范

6.1 应在主要防治对象的防治适期，根据有害生物的发生特点和农药特性，选择适当的施药方式，但不宜采用喷粉等风险较大的施药方式。

6.2 应按照农药产品标签或 GB/T 8321 和 GB 12475 的规定使用农药，控制施药剂量（或浓度）、施药次数和安全间隔期。

7 绿色食品农药残留要求

7.1 绿色食品生产中允许使用的农药，其残留量应不低于 GB 2763 的要求。

7.2 在环境中长期残留的国家明令禁用农药，其再残留量应符合 GB 2763 的要求。

7.3 其他农药的残留量不得超过 0.01mg/kg，并应符合 GB 2763 的要求。

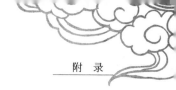

附 录 A

（规范性附录）

绿色食品生产允许使用的农药和其他植保产品清单

A.1　AA 级和 A 级绿色食品生产均允许使用的农药和其他植保产品清单

见表 A.1。

表 A.1　AA 级和 A 级绿色食品生产均允许使用的农药和其他植保产品清单

类别	组分名称	备注
I. 植物和动物来源	楝素（苦楝、印楝等提取物，如印楝素等）	杀虫
	天然除虫菊素（除虫菊科植物提取液）	杀虫
	苦参碱及氧化苦参碱（苦参等提取物）	杀虫
	蛇床子素（蛇床子提取物）	杀虫、杀菌
	小檗碱（黄连、黄柏等提取物）	杀菌
	大黄素甲醚（大黄、虎杖等提取物）	杀菌
	乙蒜素（大蒜提取物）	杀菌
	苦皮藤素（苦皮藤提取物）	杀虫
	藜芦碱（百合科藜芦属和喷嚏草属植物提取物）	杀虫
	桉油精（桉树叶提取物）	杀虫
	植物油（如薄荷油、松树油、香菜油、八角茴香油）	杀虫、杀螨、杀真菌、抑制发芽
	寡聚糖（甲壳素）	杀菌、植物生长调节
	天然诱集和杀线虫剂（如万寿菊、孔雀草、芥子油）	杀线虫
	天然酸（如食醋、木醋和竹醋等）	杀菌
	菇类蛋白多糖（菇类提取物）	杀菌
	水解蛋白质	引诱

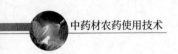

（续表）

类别	组分名称	备注
	蜂蜡	保护嫁接和修剪伤口
	明胶	杀虫
	具有驱避作用的植物提取物（大蒜、薄荷、辣椒、花椒、薰衣草、柴胡、艾草的提取物）	驱避
	害虫天敌（如寄生蜂、瓢虫、草蛉等）	控制虫害
Ⅱ.微生物来源	真菌及真菌提取物（白僵菌、轮枝菌、木霉菌、耳霉菌、淡紫拟青霉、金龟子绿僵菌、寡雄腐霉菌等）	杀虫、杀菌、杀线虫
	细菌及细菌提取物（苏云金芽孢杆菌、枯草芽孢杆菌、蜡质芽孢杆菌、地衣芽孢杆菌、多粘类芽孢杆菌、荧光假单胞杆菌、短稳杆菌等）	杀虫、杀菌
	病毒及病毒提取物（核型多角体病毒、质型多角体病毒、颗粒体病毒等）	杀虫
	多杀霉素、乙基多杀菌素	杀虫
	春雷霉素、多抗霉素、井冈霉素、（硫酸）链霉素、嘧啶核苷类抗菌素、宁南霉素、申嗪霉素和中生菌素	杀菌
	S-诱抗素	植物生长调节
Ⅲ.生物化学产物	氨基寡糖素、低聚糖素、香菇多糖	防病
	几丁聚糖	防病、植物生长调节
	苄氨基嘌呤、超敏蛋白、赤霉酸、羟烯腺嘌呤、三十烷醇、乙烯利、吲哚丁酸、吲哚乙酸、芸苔素内酯	植物生长调节
Ⅳ.矿物来源	石硫合剂	杀菌、杀虫、杀螨
	铜盐（如波尔多液、氢氧化铜等）	杀菌，每年铜使用量不能超过6kg/hm
	氢氧化钙（石灰水）	杀菌、杀虫
	硫磺	杀菌、杀螨、驱避
	高锰酸钾	杀菌，仅用于果树
	碳酸氢钾	杀菌

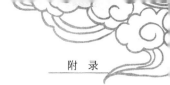

（续表）

类别	组分名称	备注
IV.矿物来源	矿物油	杀虫、杀螨、杀菌
	氯化钙	仅用于治疗缺钙症
	硅藻土	杀虫
	粘土（如斑脱土、珍珠岩、蛭石、沸石等）	杀虫
	硅酸盐（硅酸钠，石英）	驱避
	硫酸铁（3价铁离子）	杀软体动物
V.其他	氢氧化钙	杀菌
	二氧化碳	杀虫，用于贮存设施
	过氧化物类和含氯类消毒剂（如过氧乙酸、二氧化氯、二氯异氰尿酸钠、三氯异氰尿酸等）	杀菌，用于土壤和培养基质消毒
	乙醇	杀菌
	海盐和盐水	杀菌，仅用于种子（如稻谷等）处理
	软皂（钾肥皂）	杀虫
	乙烯	催熟等
	石英砂	杀菌、杀螨、驱避
	昆虫性外激素	引诱，仅用于诱捕器和散发皿内
	磷酸氢二铵	引诱，只限用于诱捕器中使用

注1：该清单每年都可能根据新的评估结果发布修改单。

注2：国家新禁用的农药自动从该清单中删除。

A.2　A级绿色食品生产允许使用的其他农药清单

当表A.1所列农药和其他植保产品不能满足有害生物防治需要时，A级绿色食品生产还可按照农药产品标签或GB/T 8321的规定使用下列农药：

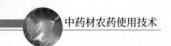

a）杀虫剂

1）S-氰戊菊酯　esfenvalerate	2）吡丙醚　pyriproxifen
3）吡虫啉　imidacloprid	4）吡蚜酮　pymetrozine
5）丙溴磷　profenofos	6）除虫脲　diflubenzuron
7）啶虫脒　acetamiprid	8）毒死蜱　chlorpyrifos
9）氟虫脲　flufenoxuron	10）氟啶虫酰胺　flonicamid
11）氟铃脲　hexaflumuron	12）高效氯氰菊酯　beta-cypermethrin
13）甲氨基阿维菌素苯甲酸盐　emamectin benzoate	14）甲氰菊酯　fenpropathrin
15）抗蚜威　pirimicarb	16）联苯菊酯　bifenthrin
17）螺虫乙酯　spirotetramat	18）氯虫苯甲酰chlorantraniliprole
19）氯氟氰菊酯　cyhalothrin	20）氯菊酯　permethrin
21）氯氰菊酯　cypermethrin	22）灭蝇胺　cyromazine
23）灭幼脲　chlorbenzuron	24）噻虫啉　thiacloprid
25）噻虫嗪　thiamethoxam	26）噻嗪酮　buprofezin
27）辛硫磷　phoxim	28）茚虫威　indoxacard

b）杀螨剂

1）苯丁锡　fenbutatin oxide	2）喹螨醚　fenazaquin
3）联苯肼酯　bifenazate	4）螺螨酯　spirodiclofen
5）噻螨酮　hexythiazox	6）四螨嗪　clofentezine
7）乙螨唑　etoxazole	8）唑螨酯　fenpyroximate

c）杀软体动物剂

1）四聚乙醛　metaldehyde	

d）杀菌剂

1）吡唑醚菌酯　pyraclostrobin	2）丙环唑　propiconazol
3）代森联　metriam	4）代森锰锌　mancozeb
5）代森锌　zineb	6）啶酰菌胺　boscalid

7）啶氧菌酯　picoxystrobin

8）多菌灵　carbendazim

9）噁霉灵　hymexazol

10）噁霜灵　oxadixyl

11）粉唑醇　flutriafol

12）氟吡菌胺　fluopicolide

13）氟啶胺　fluazinam

14）氟环唑　epoxiconazole

15）氟菌唑　triflumizole

16）腐霉利　procymidone

17）咯菌腈　fludioxonil

18）甲基立枯磷　tolclofos-methyl

19）甲基硫菌灵　thiophanate-methyl

20）甲霜灵　metalaxyl

21）腈苯唑　fenbuconazole

22）腈菌唑　myclobutanil

23）精甲霜灵　metalaxyl-M

24）克菌丹　captan

25）醚菌酯　kresoxim-methyl

26）嘧菌酯　azoxystrobin

27）嘧霉胺　pyrimethanil

28）氰霜唑　cyazofamid

29）噻菌灵　thiabendazole

30）三乙膦酸铝　fosetyl-aluminium

31）三唑醇　triadimenol

32）三唑酮　triadimefon

33）双炔酰菌胺　mandipropamid

34）霜霉威　propamocarb

35）霜脲氰　cymoxanil

36）萎锈灵　carboxin

37）戊唑醇　tebuconazole

38）烯酰吗啉　dimethomorph

39）异菌脲　iprodione

40）抑霉唑　imazalil

e）熏蒸剂

1）棉隆 dazomet

2）威百亩 metam-sodium

f）除草剂

1）2甲4氯　MCPA

2）氨氯吡啶酸　picloram

3）丙炔氟草胺　flumioxazin

4）草铵膦　glufosinate-ammonium

5）草甘膦　glyphosate

6）敌草隆　diuron

7）噁草酮　oxadiazon

8）二甲戊灵　pendimethalin

9）二氯吡啶酸　clopyralid

10）二氯喹啉酸　quinclorac

11）氟唑磺隆　flucarbazone-sodium	12）禾草丹　thiobencarb
13）禾草敌　molinate	14）禾草灵　diclofop-methyl
15）环嗪酮　hexazinone	16）磺草酮　sulcotrione
17）甲草胺　alachlor	18）精吡氟禾草灵　fluazifop-P
19）精喹禾灵　quizalofop-P	20）绿麦隆　chlortoluron
21）氯氟吡氧乙酸（异辛酸）　fluroxypyr	22）氯氟吡氧乙酸异辛酯　fluroxypyr-mepthyl
23）麦草畏　dicamba	24）咪唑喹啉酸　imazaquin
25）灭草松　bentazone	26）氰氟草酯　cyhalofop butyl
27）炔草酯　clodinafop-propargyl	28）乳氟禾草灵　lactofen
29）噻吩磺隆　thifensulfuron-methyl	30）双氟磺草胺　florasulam
31）甜菜安　desmedipham	32）甜菜宁　phenmedipham
33）西玛津　simazine	34）烯草酮　clethodim
35）烯禾啶　sethoxydim	36）硝磺草酮　mesotrione
37）野麦畏　tri-allate	38）乙草胺　acetochlor
39）乙氧氟草醚　oxyfluorfen	40）异丙甲草胺　metolachlor
41）异丙隆　isoproturon	42）莠灭净　ametryn
43）唑草酮　carfentrazone-ethyl	44）仲丁灵　butralin

g）植物生长调节剂

1）2,4-滴　2,4-D（只允许作为植物生长调节剂使用）	2）矮壮素　chlormequat
3）多效唑　paclobutrazol	4）氯吡脲　forchlorfenuron
5）萘乙酸　1-naphthal acetic acid	6）噻苯隆　thidiazuron
7）烯效唑　uniconazole	

注1：该清单每年都可能根据新的评估结果发布修改单。

注2：国家新禁用的农药自动从该清单中删除。

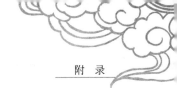

附录9　有机生产允许使用的植保产品

类别	名称和组分	使用条件
I.植物和动物来源	楝素（苦楝、印楝等提取物）	杀虫剂
	天然除虫菊素（除虫菊科植物提取液）	杀虫剂
	苦参碱及氧化苦参碱（苦参等提取物）	杀虫剂
	鱼藤酮类（如毛鱼藤）	杀虫剂
	蛇床子素（蛇床子提取物）	杀虫、杀菌剂
	小檗碱（黄连、黄柏等提取物）	杀菌剂
	大黄素甲醚（大黄、虎杖等提取物）	杀菌剂
	植物油（如薄荷油、松树油、香菜油）	杀虫剂、杀螨剂、杀真菌剂、发芽抑制剂
	寡聚糖（甲壳素）	杀菌剂、植物生长调节剂
	天然诱集和杀线虫剂（如万寿菊、孔雀草、芥子油）	杀线虫剂
	天然酸（如食醋、木醋和竹醋）	杀菌剂
	菇类蛋白多糖（蘑菇提取物）	杀菌剂
	水解蛋白质	引诱剂，只在批准使用的条件下，并与本附录的适当产品结合使用
	牛奶及奶制品	杀菌剂
	蜂蜡	用于嫁接和修剪或作为害虫黏着剂
	蜂胶	杀菌剂
	明胶	杀虫剂
	卵磷脂	杀真菌剂
	具有驱避作用的植物提取物（大蒜、薄荷、辣椒、花椒、薰衣草、柴胡、艾草的提取物）	驱避剂
	昆虫天敌（如赤眼蜂、瓢虫、草蛉等）	控制虫害

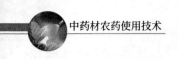

（续表）

类别	名称和组分	使用条件
Ⅱ.矿物来源	铜盐（如硫酸铜、氢氧化铜、氯氧化铜、辛酸铜等）	杀真菌剂，防止过量施用而引起铜的污染
	石硫合剂	杀真菌剂、杀虫剂、杀螨剂
	波尔多液	杀真菌剂，防止过量施用而引起铜的污染
	氢氧化钙（石灰水）	杀真菌剂、杀虫剂
	硫黄	杀真菌剂、杀螨剂、驱避剂
	高锰酸钾	杀真菌剂、杀细菌剂；仅用于果树和葡萄
	碳酸氢钾	杀真菌剂
	石蜡油	杀虫剂，杀螨剂
	轻矿物油	杀虫剂、杀真菌剂；仅用于果树、葡萄和热带作物（例如香蕉）
	氯化钙	用于治疗缺钙症
	硅藻土	杀虫剂
	黏土（如：斑脱土、珍珠岩、蛭石、沸石等）	杀虫剂
	硅酸盐（硅酸钠，石英）	驱避剂
	硫酸铁（3价铁离子）	杀软体动物剂
Ⅲ.微生物来源	真菌及真菌制剂（如白僵菌、轮枝菌、木霉菌等）	杀虫、杀菌、除草剂
	细菌及细菌制剂（如苏云金芽孢杆菌、枯草芽胞杆菌、蜡质芽胞杆菌、地衣芽胞杆菌、荧光假单胞菌等）	杀虫、杀菌剂、除草剂
	病毒及病毒制剂（如核型多角体病毒、颗粒体病毒等）	杀虫剂

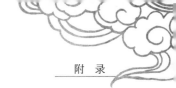

（续表）

类别	名称和组分	使用条件
Ⅳ.其他	氢氧化钙	杀真菌剂
	二氧化碳	杀虫剂，用于贮存设施
	乙醇	杀菌剂
	海盐和盐水	杀菌剂
	明矾	杀菌剂
	软皂（钾肥皂）	杀虫剂
	乙烯	香蕉、猕猴桃、柿子催熟，菠萝调花，抑制马铃薯和洋葱萌发
	石英砂	杀真菌剂、杀螨剂、驱避剂
	昆虫性外激素	仅用于诱捕器和散发皿内
	磷酸氢二铵	引诱剂，只限用于诱捕器中使用
Ⅴ.诱捕器、屏障	物理措施（如色彩诱器、机械诱捕器）	
	覆盖物（网）	

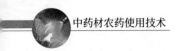

附录 10　中华人民共和国农业部公告 第 194 号

　　为了促进无公害农产品生产的发展，保证农产品质量安全，增强我国农产品的国际市场竞争力，经全国农药登记评审委员会审议，我部决定，在 2000 年对甲胺磷等 5 种高毒有机磷农药加强登记管理的基础上，再停止受理一批高毒、剧毒农药的登记申请，撤销一批高毒农药在一些作物上的登记，现将有关事项公告如下：

一、停止受理甲拌磷等 11 种高毒、剧毒农药新增登记

　　自公告之日起，停止受理甲拌磷（phorate）、氧乐果（omethoate）、水胺硫磷（isocarbophos）、特丁硫磷（terbufos）、甲基硫环磷（phosfolan-methyl）、治螟磷（sulfotep）、甲基异柳磷（isofenphos-methyl）、内吸磷（demeton）、涕灭威（aldicarb）、克百威（carbofuran）、灭多威（methomyl）等 11 种高毒、剧毒农药（包括混剂）产品的新增临时登记申请；已受理的产品，其申请者在 3 个月内，未补齐有关资料的，则停止批准登记。通过缓释技术等生产的低毒化剂型，或用于种衣剂、杀线虫剂的，经农业部农药临时登记评审委员会专题审查通过，可以受理其临时登记申请。对已经批准登记的农药（包括混剂）产品，我部将商有关部门，根据农业生产实际和可持续发展的要求，分批分阶段限制其使用作物。

二、停止批准高毒、剧毒农药分装登记

　　自公告之日起，停止批准含有高毒、剧毒农药产品的分装登记。对已批准分装登记的产品，其农药临时登记证到期不再办理续展登记。

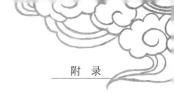

三、撤销部分高毒农药在部分作物上的登记

自 2002 年 6 月 1 日起，撤销下列高毒农药（包括混剂）在部分作物上的登记：氧乐果在甘蓝上，甲基异柳磷在果树上，涕灭威在苹果树上，克百威在柑橘树上，甲拌磷在柑橘树上，特丁硫磷在甘蔗上。

所有涉及以上撤销登记产品的农药生产企业，须在本公告发布之日起 3 个月之内，将撤销登记产品的农药登记证（或农药临时登记证）交回农业部农药检定所；如果撤销登记产品还取得了在其他作物上的登记，应携带新设计的标签和农药登记证（或农药临时登记证），向农业部农药检定所更换新的农药登记证（或农药临时登记证）。

各省、自治区、直辖市农业行政主管部门和所属的农药检定机构要将农药登记管理的有关事项尽快通知到辖区内农药生产企业，并将执行过程中的情况和问题，及时报送我部种植业管理司和农药检定所。

二○○二年四月二十二日

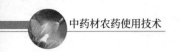

附录11 中华人民共和国农业部公告 第199号

为从源头上解决农产品尤其是蔬菜、水果、茶叶的农药残留超标问题，我部在对甲胺磷等5种高毒有机磷农药加强登记管理的基础上，又停止受理一批高毒、剧毒农药的登记申请，撤销一批高毒农药在一些作物上的登记。现公布国家明令禁止使用的农药和不得在蔬菜、果树、茶叶、中草药材上使用的高毒农药品种清单。

一、国家明令禁止使用的农药

六六六（HCH），滴滴涕（DDT），毒杀芬（camphechlor），二溴氯丙烷（dibromochloropane），杀虫脒（chlordimeform），二溴乙烷（EDB），除草醚（nitrofen），艾氏剂（aldrin），狄氏剂（dieldrin），汞制剂（Mercurycompounds），砷（arsena）、铅（acetate）类，敌枯双，氟乙酰胺（fluoroacetamide），甘氟（gliftor），毒鼠强（tetramine），氟乙酸钠（sodiumfluoroacetate），毒鼠硅（silatrane）。

二、在蔬菜、果树、茶叶、中草药材上不得使用和限制使用的农药

甲胺磷（methamidophos），甲基对硫磷（parathion-methyl），对硫磷（parathion），久效磷（monocrotophos），磷胺（phosphamidon），甲拌磷（phorate），甲基异柳磷（isofenphos-methyl），特丁硫磷（terbufos），甲基硫环磷（phosfolan-methyl），治螟磷（sulfotep），内吸磷（demeton），克百威（carbofuran），涕灭威（aldicarb），灭线磷（ethoprophos），硫环磷（phosfolan），蝇毒磷（coumaphos），地虫硫磷（fonofos），氯唑磷（isazofos），苯线磷（fenamiphos）19种高毒农药不得用于蔬菜、果树、茶叶、中草药材上。三氯杀螨醇

（dicofol），氰戊菊酯（fenvalerate）不得用于茶树上。任何农药产品都不得超出农药登记批准的使用范围使用。

各级农业部门要加大对高毒农药的监管力度，按照《农药管理条例》的有关规定，对违法生产、经营国家明令禁止使用的农药的行为，以及违法在果树、蔬菜、茶叶、中草药材上使用不得使用或限用农药的行为，予以严厉打击。各地要做好宣传教育工作，引导农药生产者、经营者和使用者生产、推广和使用安全、高效、经济的农药，促进农药品种结构调整步伐，促进无公害农产品生产发展。

二〇〇二年六月五日

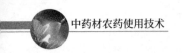
附录 12　中华人民共和国农业部公告 第 274 号

　　为加强农药管理，逐步削减高毒农药的使用，保护人民生命安全和健康，增强我国农产品的市场竞争力，经全国农药登记评审委员会审议，我部决定撤销甲胺磷等 5 种高毒农药混配制剂登记，撤销丁酰肼在花生上的登记，强化杀鼠剂管理。现将有关事项公告如下：

　　一、撤销甲胺磷等 5 种高毒有机磷农药混配制剂登记。自 2003 年 12 月 31 日起，撤销所有含甲胺磷、对硫磷、甲基对硫磷、久效磷和磷胺 5 种高毒有机磷农药的混配制剂的登记（具体名单由农业部农药检定所公布）。自公告之日起，不再批准含以上 5 种高毒有机磷农药的混配制剂和临时登记有效期超过 4 年的单剂的续展登记。自 2004 年 6 月 30 日起，不得在市场上销售含以上 5 种高毒有机磷农药的混配制剂。

　　二、撤销丁酰肼在花生上的登记。自公告之日起，撤销丁酰肼（比久）在花生上的登记，不得在花生上使用含丁酰肼（比久）的农药产品。相关农药生产企业在 2003 年 6 月 1 日前到农业部农药检定所换取农药临时登记证。

　　三、自 2003 年 6 月 1 日起，停止批准杀鼠剂分装登记，以批准的杀鼠剂分装登记不再批准续展登记。

二〇〇三年四月三十日

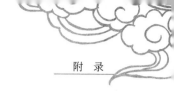

附录13 中华人民共和国农业部公告第1586号

为保障农产品质量安全、人畜安全和环境安全，经国务院批准，决定对高毒农药采取进一步禁限用管理措施。现将有关事项公告如下：

一、自本公告发布之日起，停止受理苯线磷、地虫硫磷、甲基硫环磷、磷化钙、磷化镁、磷化锌、硫线磷、蝇毒磷、治螟磷、特丁硫磷、杀扑磷、甲拌磷、甲基异柳磷、克百威、灭多威、灭线磷、涕灭威、磷化铝、氧乐果、水胺硫磷、溴甲烷、硫丹等22种农药新增田间试验申请、登记申请及生产许可申请；停止批准含有上述农药的新增登记证和农药生产许可证（生产批准文件）。

二、自本公告发布之日起，撤销氧乐果、水胺硫磷在柑橘树，灭多威在柑橘树、苹果树、茶树、十字花科蔬菜，硫线磷在柑橘树、黄瓜，硫丹在苹果树、茶树，溴甲烷在草莓、黄瓜上的登记。本公告发布前已生产产品的标签可以不再更改，但不得继续在已撤销登记的作物上使用。

三、自2011年10月31日起，撤销（撤回）苯线磷、地虫硫磷、甲基硫环磷、磷化钙、磷化镁、磷化锌、硫线磷、蝇毒磷、治螟磷、特丁硫磷等10种农药的登记证、生产许可证（生产批准文件），停止生产；自2013年10月31日起，停止销售和使用。

农业部

工业和信息部

环境保护部

国家工商行政管理总局

国家质量监督检验检疫总局

二〇一一年六月十五日

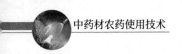

附录14 农业部、工业和信息化部、国家质量监督检验检疫总局公告第1745号

　　为维护人民生命健康安全，确保百草枯安全生产和使用，经研究，决定对百草枯采取限制性管理措施。现将有关事项公告如下：

　　一、自本公告发布之日起，停止核准百草枯新增母药生产、制剂加工厂点，停止受理母药和水剂(包括百草枯复配水剂，下同)新增田间试验申请、登记申请及生产许可(包括生产许可证和生产批准文件，下同)申请，停止批准新增百草枯母药和水剂产品的登记和生产许可。

　　二、自2014年7月1日起，撤销百草枯水剂登记和生产许可、停止生产，保留母药生产企业水剂出口境外使用登记、允许专供出口生产，2016年7月1日停止水剂在国内销售和使用。

　　三、重新核准标签，变更农药登记证和农药生产批准文件。标签在原有内容基础上增加急救电话等内容，醒目标注警示语。农药登记证和农药生产批准文件在原有内容基础上增加母药生产企业名称等内容。百草枯生产企业应当及时向有关部门申请重新核准标签、变更农药登记证和农药生产批准文件。自2013年1月1日起，未变更的农药登记证和农药生产批准文件不再保留，未使用重新核准标签的产品不得上市，已在市场上流通的原标签产品可以销售至2013年12月31日。

　　四、各生产企业要严格按照标准生产百草枯产品，添加足量催吐剂、臭味剂、着色剂，确保产品质量。

　　五、生产企业应当加强百草枯的使用指导及中毒救治等售后服

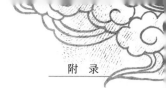

务，鼓励使用小口径包装瓶，鼓励随产品配送必要的医用活性炭等产品。

农业部

工业和信息化部国家质量监督

检验检疫总局

二〇一二年四月二十四日

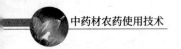

附录 15　中华人民共和国农业部公告 第 2032 号

为保障农业生产安全、农产品质量安全和生态环境安全，维护人民生命安全和健康，根据《农药管理条例》的有关规定，经全国农药登记评审委员会审议，决定对氯磺隆、胺苯磺隆、甲磺隆、福美胂、福美甲胂、毒死蜱和三唑磷等 7 种农药采取进一步禁限用管理措施。现将有关事项公告如下。

一、自 2013 年 12 月 31 日起，撤销氯磺隆（包括原药、单剂和复配制剂，下同）的农药登记证，自 2015 年 12 月 31 日起，禁止氯磺隆在国内销售和使用。

二、自 2013 年 12 月 31 日起，撤销胺苯磺隆单剂产品登记证，自 2015 年 12 月 31 日起，禁止胺苯磺隆单剂产品在国内销售和使用；自 2015 年 7 月 1 日起撤销胺苯磺隆原药和复配制剂产品登记证，自 2017 年 7 月 1 日起，禁止胺苯磺隆复配制剂产品在国内销售和使用。

三、自 2013 年 12 月 31 日起，撤销甲磺隆单剂产品登记证，自 2015 年 12 月 31 日起，禁止甲磺隆单剂产品在国内销售和使用；自 2015 年 7 月 1 日起撤销甲磺隆原药和复配制剂产品登记证，自 2017 年 7 月 1 日起，禁止甲磺隆复配制剂产品在国内销售和使用；保留甲磺隆的出口境外使用登记，企业可在 2015 年 7 月 1 日前，申请将现有登记变更为出口境外使用登记。

四、自本公告发布之日起，停止受理福美胂和福美甲胂的农药登记申请，停止批准福美胂和福美甲胂的新增农药登记证；自 2013 年 12 月 31 日起，撤销福美胂和福美甲胂的农药登记证，自 2015 年 12 月 31 日起，禁止福美胂和福美甲胂在国内销售和使用。

五、自本公告发布之日起，停止受理毒死蜱和三唑磷在蔬菜上

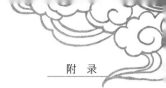

的登记申请，停止批准毒死蜱和三唑磷在蔬菜上的新增登记；自2014 年 12 月 31 日起，撤销毒死蜱和三唑磷在蔬菜上的登记，自2016 年 12 月 31 日起，禁止毒死蜱和三唑磷在蔬菜上使用。

农业部

二〇一三年十二月九日

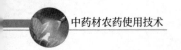

附录 16　中华人民共和国农业部公告 第 2289 号

为保障农产品质量安全和生态环境安全，根据《中华人民共和国食品安全法》和《农药管理条例》相关规定，在公开征求意见的基础上，我部决定对杀扑磷等 3 种农药采取以下管理措施。现公告如下。

一、自 2015 年 10 月 1 日起，撤销杀扑磷在柑橘树上的登记，禁止杀扑磷在柑橘树上使用。

二、自 2015 年 10 月 1 日起，将溴甲烷、氯化苦的登记使用范围和施用方法变更为土壤熏蒸，撤销除土壤熏蒸外的其他登记。溴甲烷、氯化苦应在专业技术人员指导下使用。

农业部

二〇一五年八月二十二日

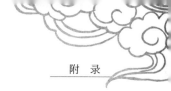

附录 17　中华人民共和国农业部公告 第 2445 号

　　为保障农产品质量安全、生态环境安全和人民生命安全，根据《中华人民共和国食品安全法》《农药管理条例》有关规定，经全国农药登记评审委员会审议，在公开征求意见的基础上，我部决定对 2,4- 滴丁酯、百草枯、三氯杀螨醇、氟苯虫酰胺、克百威、甲拌磷、甲基异柳磷、磷化铝等 8 种农药采取以下管理措施。现公告如下。

　　一、自本公告发布之日起，不再受理、批准 2,4- 滴丁酯（包括原药、母药、单剂、复配制剂，下同）的田间试验和登记申请；不再受理、批准 2,4- 滴丁酯境内使用的续展登记申请。保留原药生产企业 2,4- 滴丁酯产品的境外使用登记，原药生产企业可在续展登记时申请将现有登记变更为仅供出口境外使用登记。

　　二、自本公告发布之日起，不再受理、批准百草枯的田间试验、登记申请，不再受理、批准百草枯境内使用的续展登记申请。保留母药生产企业产品的出口境外使用登记，母药生产企业可在续展登记时申请将现有登记变更为仅供出口境外使用登记。

　　三、自本公告发布之日起，撤销三氯杀螨醇的农药登记，自 2018 年 10 月 1 日起，全面禁止三氯杀螨醇销售、使用。

　　四、自本公告发布之日起，撤销氟苯虫酰胺在水稻作物上使用的农药登记；自 2018 年 10 月 1 日起，禁止氟苯虫酰胺在水稻作物上使用。

　　五、自本公告发布之日起，撤销克百威、甲拌磷、甲基异柳磷在甘蔗作物上使用的农药登记；自 2018 年 10 月 1 日起，禁止克百威、甲拌磷、甲基异柳磷在甘蔗作物上使用。

　　六、自本公告发布之日起，生产磷化铝农药产品应当采用内外双层包装。外包装应具有良好密闭性，防水防潮防气体外泄。内包装应具有通透性，便于直接熏蒸使用。内、外包装均应标注高毒标识及"人畜居住场所禁止使用"等注意事项。自 2018 年 10 月 1 日起，禁止销售、使用其他包装的磷化铝产品。

农业部
二〇一六年九月七日

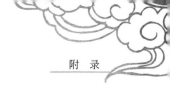

附录 18　中华人民共和国农业部公告 第 2552 号

　　根据《中华人民共和国食品安全法》《农药管理条例》有关规定和履行《关于持久性有机污染物的斯德哥尔摩公约》《关于消耗臭氧层物质的蒙特利尔议定书 (哥本哈根修正案)》的相关要求，经广泛征求意见和全国农药登记评审委员会评审，我部决定对硫丹、溴甲烷、乙酰甲胺磷、丁硫克百威、乐果等 5 种农药采取以下管理措施。

　　一、自 2018 年 7 月 1 日起，撤销含硫丹产品的农药登记证；自 2019 年 3 月 26 日起，禁止含硫丹产品在农业上使用。

　　二、自 2019 年 1 月 1 日起，将含溴甲烷产品的农药登记使用范围变更为"检疫熏蒸处理"，禁止含溴甲烷产品在农业上使用。

　　三、自 2017 年 8 月 1 日起，撤销乙酰甲胺磷、丁硫克百威、乐果 (包括含上述 3 种农药有效成分的单剂、复配制剂，下同) 用于蔬菜、瓜果、茶叶、菌类和中草药材作物的农药登记，不再受理、批准乙酰甲胺磷、丁硫克百威、乐果用于蔬菜、瓜果、茶叶、菌类和中草药材作物的农药登记申请；自 2019 年 8 月 1 日起，禁止乙酰甲胺磷、丁硫克百威、乐果在蔬菜、瓜果、茶叶、菌类和中草药材作物上使用。

农业部

二〇一七年七月十四日

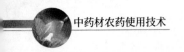

附录 19　中华人民共和国农业部公告 第 2567 号

为了加强对限制使用农药的监督管理，保障农产品质量安全和人畜安全，保护农业生产和生态环境，根据《中华人民共和国食品安全法》和《农药管理条例》相关规定，我部制定了《限制使用农药名录(2017 版)》，现予公布，并就有关事项公告如下。

一、列入本名录的农药，标签应当标注"限制使用"字样，并注明使用的特别限制和特殊要求；用于食用农产品的，标签还应当标注安全间隔期。

二、本名录中前 22 种农药实行定点经营，其他农药实行定点经营的时间由农业部另行规定。

三、农业部已经发布的限制使用农药公告，继续执行。

四、本公告自 2017 年 10 月 1 日起施行。

农业部

二〇一七年八月三十一日

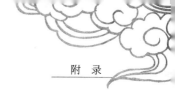

限制使用农药名录（2017版）

序号	有效成分名称	备注
1	甲拌磷	实行定点经营
2	甲基异柳磷	
3	克百威	
4	磷化铝	
5	硫丹	
6	氯化苦	
7	灭多威	
8	灭线磷	
9	水胺硫磷	
10	涕灭威	
11	溴甲烷	
12	氧乐果	
13	百草枯	
14	2,4-滴丁酯	
15	C型肉毒梭菌毒素	
16	D型肉毒梭菌毒素	
17	氟鼠灵	
18	敌鼠钠盐	
19	杀鼠灵	
20	杀鼠醚	
21	溴敌隆	
22	溴鼠灵	
23	丁硫克百威	
24	丁酰肼	
25	毒死蜱	
26	氟苯虫酰胺	
27	氟虫腈	
28	乐果	
29	氰戊菊酯	
30	三氯杀螨醇	
31	三唑磷	
32	乙酰甲胺磷	

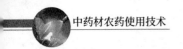

附录 20　常见农药中、英文名对照

英文名	中文名	英文名	中文名
Acrinathrin	氟丙菊酯	Disulfoton	乙拌磷
Aldrin	艾氏剂	Disulfoton-Sulfone	乙拌磷砜
Atrazine-d5(ethyl-d5)	氘代莠去津	Disulfoton-Sulfoxide	乙拌磷亚砜
BHC-alpha	alpha- 六六六	Edifenphos	克瘟散
BHC-beta	beta- 六六六	EPN	苯硫膦
BHC-delta	delta- 六六六	Ethiofencarb	乙硫苯威
BHC-gamma (Lindane)	gamma- 六六六	Ethion	乙硫磷
Bifenthrin	联苯菊酯	Ethoprophos	灭线磷(丙线磷)
Bromophos-ethyl	乙基溴硫磷	Etofenprox	醚菊酯
Bromopropylate	溴螨酯	Etrimfos	乙嘧硫磷
Butralin	仲丁灵	Fenamiphos	苯线磷
Chlordane-cis	顺式氯丹	Fenamiphos-Sulfone	苯线磷砜
Chlordane-oxy	氧化氯丹	Fenamiphos-Sulfoxide	苯线磷亚砜
Chlordane-trans	反式氯丹	Fenarimol	氯苯嘧啶醇
Chlordimeform	杀虫脒	Fenbuconazole	腈苯唑
Chlorfenapyr	溴虫腈	Fenchlorphos-Oxon	氧皮蝇磷
Chlorothalonil	百菌清	Fenpyroximate	唑螨酯
Chlorpyrifos	毒死蜱	Fensulfothion	丰索磷
Chlorpyrifos-methyl	甲基毒死蜱	Fensulfothion-Oxon	氧丰索磷
Chlorthal-dimethyl	氯酞酸二甲酯	Fensulfothion-Oxon-Sulfone	氧丰索磷砜

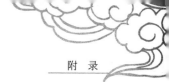

（续表）

英文名	中文名	英文名	中文名
Cyfluthrin	氟氯氰菊酯	Fensulfothion-Sulfone	丰索磷砜
Cyhalothrin	氯氟氰菊酯	Fenthion	倍硫磷
Cypermethrin	氯氰菊酯	Fenthion-Oxon	氧倍硫磷
DDD-o,p'	o，p'-滴滴滴	Fenthion-Oxon-Sulfone	氧倍硫磷砜
DDD-p,p'	p，p'-滴滴滴	Fenthion-Oxon-Sulfoxide	氧倍硫磷亚砜
DDE-o,p'	o，p'-滴滴伊	Fenthion-Sulfone	倍硫磷砜
DDE-p,p'	p，p'-滴滴伊	Fenthion-Sulfoxide	倍硫磷亚砜
DDT-p,p'	p，p'-滴滴涕	Fluazifop-P-Butyl	精吡氟禾草灵
Deltamethrin	溴氰菊酯	Flusilazole	氟硅唑
Dichlofluanid	苯氟磺胺	Flutolanil	氟酰胺
Dichlorvos	敌敌畏	Fonofos	地虫硫磷
Dicloran	氯硝胺	Fosthiazate	噻唑膦
Dicofol	三氯杀螨醇	Furathiocarb	呋线威
Dieldrin	狄氏剂	Haloxyfop-Methyl	吡氟氯禾灵
Dimepiperate	哌草丹	Hexaconazole	己唑醇
Diphenylamine	二苯胺	Hexazinone	环嗪酮
Endosulfan I（alpha isomer）	α-硫丹	Imazalil	烯菌灵
Endosulfan II（beta isomer）	β-硫丹	Imidacloprid	吡虫啉
Endosulfan sulfate	硫丹硫酸盐	Indoxacarb	茚虫威
Endrin	异狄氏剂	Iprodione	异菌脲
Fenchlorphos	皮蝇磷	Isazofos	氯唑磷
Fenitrothion	杀螟硫磷	Isofenphos	异硫磷

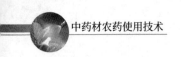

（续表）

英文名	中文名	英文名	中文名
Fenpropathrin	甲氰菊酯	Isofenphos-Methyl	甲基异柳磷
Fenthion-d6（o,o-dimethyl-d6）	氘代倍硫磷	Isoprocarb	异丙威
Fenvalerate	氰戊菊酯	Isoprothiolane	稻瘟灵
Fipronil	氟虫氰	Malaoxon	马拉氧磷
Flucythrinate	氟氰戊菊酯	Malathion	马拉硫磷
Flumetralin	氟节胺	Mecarbam	灭蚜磷（灭蚜威）
Heptachlor	七氯	Mepronil	灭锈胺
Heptachlor endo-epoxide	环氧七氯A异构体	Metalaxyl	甲霜灵
Heptachlor exo-epoxide	环氧七氯B异构体	Methacrifos	虫螨畏
Hexachlorobenzene	六氯苯	Methamidophos	甲胺磷
Methoxychlor	甲氧滴滴涕	Methidathion	杀扑磷
Methyl-pentachlorophenyl sulfide	甲基五氯苯硫醚	Methiocarb	灭虫威
Mirex	灭蚁灵	Methomyl	灭多威
Nitrofen	除草醚	Methoxyfenozide	甲氧虫酰肼
Octachlorodipropyl ether（S421）	八氯二丙醚	Metolachlor	异丙甲草胺
Parathion-ethyl	对硫磷	Metolcarb	速灭威
Parathion-methyl	甲基对硫磷	Metribuzin	草克净
Pendimethalin	二甲戊乐灵	Mevinphos	速灭磷
Pentachloraniline	五氯苯胺	Molinate	草达灭
Pentachloranisole	五氯甲氧基苯	Moncrotophos	久效磷
Permethrin	氯菊酯	Myclobutanil	腈菌唑
Phenothrin	苯醚菊酯	Napropamide	敌草胺

（续表）

英文名	中文名	英文名	中文名
Procymidone	腐霉利	N-desethyl-pimiphos-methyl	N-去乙基甲基嘧啶磷
Quintozene	五氯硝基苯	Omethoate	氧化乐果
Quizalofop-ethyl	喹禾灵	Oxadiazon	恶草酮
Tecnazene（TCNB）	四氯硝基苯	Oxadixyl	恶霜灵
Tefluthrin	七氟菊酯	Oxamyl	杀线威
Terbufos	特丁硫磷	Paclobutrazol	多效唑
Triadimefon	三唑酮	Paraoxon-Ethyl	乙基对氧磷
Triadimenol	三唑醇	Paraoxon-Methyl	甲基对氧磷
Trifluralin	氟乐灵	Phenthoate	稻丰散
Vinclozolin	乙烯菌核利	Phorate	甲拌磷
Acephate	乙酰甲胺磷	Phorate-Oxon	氧甲拌磷
Acetaniprid	啶虫脒	Phorate-Oxon-Sulfone	氧甲拌磷砜
Alachlor	甲草胺	Phorate-Sulfone	甲拌磷砜
Aldicarb	涕灭威	Phosalone	伏杀硫磷
Aldicarb-Sulfone	涕灭威砜	Phosmet	亚胺硫磷
Aldicarb-Sulfoxide	涕灭威亚砜	Phosphamidon	磷胺
Allethrin	丙烯菊酯	Phoxim	辛硫磷
Ametryn	莠灭净	Piperonyl Butoxide	胡椒基丁醚
Atrazine	莠去津	Pirimicarb	抗蚜威
Azinphos-Ethyl	乙基谷硫磷（益棉磷）	Pirimiphos-Ethyl	嘧啶磷
Azinphos-Methyl	甲基谷硫磷（保棉磷）	Pirimiphos-Methyl	甲基虫螨磷（甲基嘧啶磷）
Azoxystrobin	腈嘧菌酯	Pretilachlor	丙草胺
Benalaxyl	苯霜灵	Prochloraz	咪酰胺
Bifenazate	联苯肼酯	Profenofos	丙溴磷

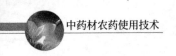

（续表）

英文名	中文名	英文名	中文名
Bitertanol	联苯三唑醇	Promecarb	猛杀威
Boscalid	啶酰菌胺	Propanil	敌稗
Buprofezin	噻嗪酮	Propargite	炔螨特
Butachlor	丁草胺	Propetamphos	胺丙畏
Cadusafos	硫线磷	Propiconazole	丙环唑
Carbaryl	西维因 （甲萘威）	Propoxur	残杀威
Carbendazim	多菌灵	Prothiophos	丙硫磷
Carbofuran	克百威 （呋喃丹）	Pyraclostrobin	百克敏
Carbofuran-3-Hydroxy	3-羟基呋喃丹	Pyridaben	哒螨灵
Chinomethionat	灭螨猛	Pyriproxyfen	吡丙醚
Chlorantraniliprole	氯虫酰胺	Quinalphos	喹硫磷
Chlorfenvinphos	毒虫畏	Rh 5849	抑食肼
Clethodim	烯草酮	Sulfotep	治螟磷
Coumaphos	蝇毒磷	Tau-Fluvalinate	氟胺氰菊酯
Cyhalofop-Butyl	氰氟草酯	Tebuconazole	戊唑醇
Cyprodinil	嘧菌环胺	Tebufenozide	抑虫肼
Demeton（O+S）	内吸磷	Tetramethrin	胺菊酯
Diazinon	二嗪磷	Thiabendazole	噻菌灵
Dichlofenthion	除线磷	Thiacloprid	噻虫啉
Dicrotophos	百治磷	Thiamethoxam	噻虫嗪
Difenoconazole	苯醚甲环唑	Tolclofos-Methyl	甲基立枯磷
Diflubenzuron	除虫脲	Tolylfluanid	甲苯氟磺胺
Dimethenamid	甲酚噻草胺-p	Triazophos	三唑磷
Dimethoate	乐果	Trichlorfon	敌百虫
Diniconazole	烯唑醇	Tricyclazole	三环唑
		Trifloxystrobin	肟菌酯

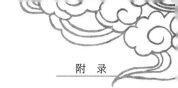

附录21　农药剂型名称及代码国家标准

剂型名称	代码	剂型名称	代码	剂型名称	代码	剂型名称	代码
原药	TC	饵膏	PS*	糊剂	PA	固液蚊香	SV*
母药	TK	胶饵	BG*	浓胶（膏）剂	PC	驱虫带	RT*
粉剂	DP	诱芯	AW*	水乳剂	EW	防蛀剂	MP*
触杀剂	CP	浓饵剂	CB	油乳剂	EO	防蛀片剂	MPT*
漂浮粉剂	GP	可湿性粉剂	WP	微乳剂	ME	防蛀球剂	MPP*
颗粒剂	GR	油分散粉剂	OP	脂膏	GS	防蛀液剂	MPL*
大粒剂	GG	水分散粉剂	WG	悬浮剂	SC	熏蒸挂条	VS*
细粒剂	FG	乳粒剂	EG	微囊悬浮剂	CS	烟雾剂	FO*
微粒剂	MG	泡腾粒剂	EA*	油悬浮剂	OF	驱避剂	RE*
微囊粒剂	CG	可分散片剂	WT	悬乳剂	SE	驱虫纸	RP*
块剂	BF*	泡腾片剂	EB	种子处理干粉剂	DS	驱虫环	RL*
球剂	PT	缓释剂	BR	种子处理可分散粉剂	WS	驱虫片	RM*
棒剂	PR	缓释块	BRB*	种子处理可溶粉剂	SS	驱虫膏	RA*
片剂	DT 或 TB	缓释管	BRT*	种子处理液剂	LS	驱蚊霜	RC*
笔剂	CA*	缓释粒	BRG*	种子处理乳剂	ES	驱蚊露	RO*
烟剂	FU	可溶粉剂	SP	种子处理悬浮剂	FS	驱蚊乳	RK*
烟片	FT	可溶粒剂	SG	悬浮种衣剂	FSC*	驱蚊液	RQ*

剂型名称	代码	剂型名称	代码	剂型名称	代码	剂型名称	代码
烟罐	FD	可溶片剂	ST	种子处理微囊悬浮剂	CF	驱蚊花露水	RW*
烟弹	FP	可溶液剂	SL	气雾剂	AE	涂膜剂	LA
烟烛	FK	水剂	AS*	油基气雾剂	OBA	涂抹剂	PN*
烟球	FW	可溶胶剂	GW	水基气雾剂	WBA	窗纱涂剂	PW*
烟棒	FR	油剂	OL	醇基气雾剂	ABA*	蚊帐处理剂	TN*
蚊香	MC	展膜油剂	SO	滴加液	TKD*	驱蚊帐	LTN
幛香	CC*	超低容量液	UL	喷射剂	SF*	桶混剂	TM*
饵剂	RB	超低容量微囊悬浮剂	SU	静电喷雾液剂	ED	液固桶混剂	KK
饵粉	BP*	热雾剂	HN	熏蒸剂	VP	液液桶混剂	KL
饵粒	GB	冷雾剂	KN	气体制剂	GA	固固桶混剂	KP
饵块	BB	乳油	EC	电热蚊香片	MV	药袋	BA*
饵片	PB	乳胶	GL	电热蚊香液	LV	药膜	MF*
饵棒	SB*	可分散液剂	DC	电热蚊香浆	VA*	发气剂	GE

* 为我国制定的农药剂型英文名称及代码

注：GB/T 19378—2003　　2003–11–10 发布　　2004–04–01 实施